訪問看護師がんになって知った「生」と「死」のゆらぎ

川越博美 著

日本看護協会出版会

はじめに

急性骨髄性白血病にかかって十年の年月がたつ。つらかった経験はあまり思い出したくないというのが本当の気持ちだ。広島で被爆した義父が、原爆のことを一言も話そうとしなかったのを私はいつも不思議に思っていたが、今ならその義父の気持ちがわかるような気がする。その一方で、いつかは私の経験を記しておかなければという思いもあった。

そのような気持ちでいた私の背中を押したのは、歌舞伎俳優・市川團十郎さんの死だった。團十郎さんは、私と同じ病気で同じときに同じ病院に入院していた。私たち白血病患者にとっては、互いに励まし合う力強い仲間だった。再発を繰り返しながら厳しい闘病生活を乗り越えて見事復帰を果たし、素晴らしい活躍を見せてくれた團十郎さんは、私たち白血病患者の星だったのだ。その團十郎さんが本当に星になってしまったことを知り、友を失ったようなつらく悲しい思いになったと同時に、私も自分の病気のことと、今、看護師としてかかわっている、死にゆく人と家族の思いや現状を書いてみようという思いに至った。

私は五十八歳のとき、血液のがん、白血病で死の淵をさまよった。夫は三十九歳のとき、結腸がんで二度の手術と化学療法を受けた。そしてまた最近、夫の心臓が停止するという事件が起きた。病や死は、いつも私たちの身近にある。そして、死にゆく人を支えるために、自分自身、がんという病気を経験し、がん患者の家族をもった経験をして、よりよい仕事をするように言われているような気がする。團十郎さんの死が、私に小さな経験を書く機会を与えてくれたことに何か不思議な力を感じながら心から感謝している。

私が死にゆく人のお世話をするようになったきっかけは、会員制の在宅ケア組織「ライフケアシステム」(http://home.lifecare-sys.jp/)の看護師として働いたことである。在宅ケアの制度も、緩和ケアの方法も確立されていない時代、家で最期の日々を過ごしたいという人を、ライフケアシステムは医師と訪問看護師で支えていた。

「こんな状態になって生きていて、何の意味があるのか、もう死にたい」と患者さんから言われたことがある。そのときの私はただその訴えを聞くだけで、どのように答えてよいのか、どのように考えてよいのか戸惑うばかりだった。その私を救ってくれたのは、遠藤恵美子先生(現・武蔵野大学)との出会いだった。遠藤先生は、マーガレット・ニューマンの理論を紹介された『希望としてのがん看護』[16)]の中で、「どんなに辛く惨めな体験でも、それを〝意味〟ある体験にする方法を見つけて、その体験を通して成長する、あるいは成熟することを支えられるようなケアが必要であり、願わくばナース自身もクライエントとのこの体験を通して成長したいものである」と記されている。またニューマンは、一九七八年にニューヨークで開かれた看護理論の会議で、「ナースの責任は人々を健康な状態にしたり、彼らが病気になるのを防ぐことではなく、より高いレベルの意識へと移るために、人々が自分の内部の力を認識できるように援助することである」と述べたことが紹介されている。がんにかかって死に向かっているその中に今を生きる意味を見いだし希望を持つことができる看護、そして自分自身もそこから学んで成長することを、私は深い感動をもって教えられた。

　本書では、がん患者としての私の経験と、死に向かっている人々に訪問看護師として出会った経験をつづり、誰でもいつかは迎える死について、医療や福祉の専門職以外の一般の方々とも、ともに学びを深められたらと願っている。また、死にゆく人に寄り添い支えるのは専門職だけではない。市民とも力を合わせて、「自分のまちで最期のときを過ごせる」ことを可能にしなければならないと思う。こうした多くの人々とともに始めた「家で死ねるまちづくり」の取り組みも紹介したい。

目次

第3章 訪問看護の現場で考えた② 在宅ケアは家族ケア

第1章

患者になって考えた

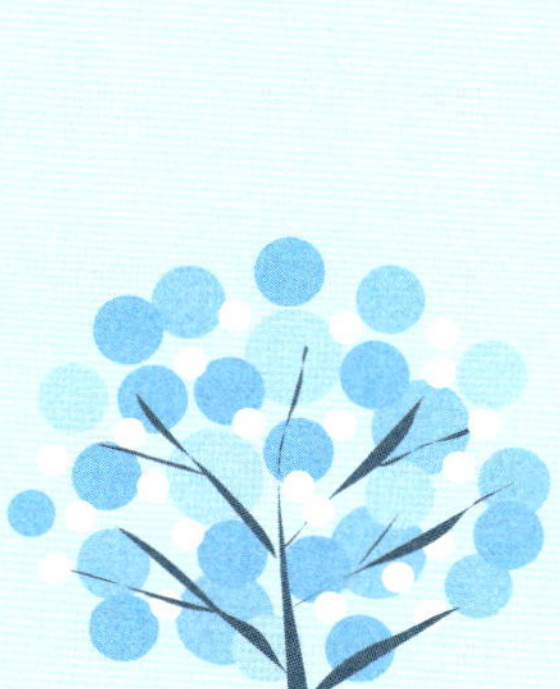

人生の危機は突然に

「リュウケミア……気の毒に」

「リュウケミアです……」という声が診察室から漏れ聞こえてきた。近くの総合病院を受診し、診察と検査を終えて、その結果を聞くために診察室前の椅子に座って順番を待っていた私の耳に入ってきた医師の言葉だ。

当時、看護大学で教鞭をとっていた私は、大学の激務から離れ、夏休みを家で過ごしていた。しつこい胃の痛みが数日続き、胃薬を飲んでも休息をとってもその痛みは強くなる一方だった。「何かおかしい。胃がんでなければいいのだけれど」と思いながら、医師である夫にも相談して、近くの病院の消化器外来を受診した。

診察と検査を終えて、その結果を聞くために診察室前の椅子に座って順番を待っていた私の耳に入ってきた医師の言葉が、先の「リュウケミアです」である。

リュウケミア（leukemia）とは白血病のこと。看護師である私は、「誰かが白血病なのだわ。気の毒に、大変な病気にかかって……」と思わず同情してしまった。待合室では、多くの患者さんたちが診察の順番を待っていた。隣の椅子に腰かけている初老の婦人、この人が白血病なのかしら。「注腸検査を受ける方へ」というパンフレットを持っているけれど、白血病でも注腸検査を受けるものなのかしら。

看護師の私がこんなとんちんかんなことを考えてしまうほど、白血病は他人ごとで自分とは結びつかないことだった。しかし、人生の危機は前ぶれもなく突然に起きるもので、医師が話していたリュウケミアとはほかでもない、私のことだったのである。

「川越さん、お入りください」。医師から呼ばれて、診察室に入った。「大変お待たせしました。血液検査の結果ですが、実は、異型の白血球が見つかりまして……」。検査室の検査技師さんも診察室に来てくれていて、白血球の像を見せてもらった。「おそらく白血病です。治療が必要ですが、この病院では血液の病気は治療ができません。あなたが勧めていらっしゃる大学の病院でもいいし、ご主人とよく相談して病院を決めてください。大変でしょうが、頑張って治療を受けてください」。医師は、いかにも気の毒にといった表情で、検査結果について説明してくださった。

家族へ広がる動揺

がんの告知を受けたとき、「頭が真っ白になる」とよく患者さんが話していた。それなのに私はそうはならなかったように記憶している。私は平均的な人の感情を持ち合わせていないのだろうか。

「そうですか。先生、白血病を見つけてくださってありがとうございました。主人と相談して病院を探してみます」と言って、会計でお金を払い、家へ帰るためにタクシーに乗った。ちょうどそのとき、娘が私を迎えにタクシーで病院へ駆けつけて来たところに出くわした。タクシーを止めてもらって、娘のもとに駆け寄り、どうしてそんなに慌てて病院に来たのか問いただすと、「お父さんが、『お母さんが大変だから、すぐ病院に迎えに行け』と連絡をくれたので、とにかくタクシーで駆けつけた」とのこと。白血病を見つけてくださった医師は夫の同級生で、夫に電話で私のことを知らせてくださったらしく、娘を迎えによこしたという次第だ。夫の配慮はうれしかったが、私をそれほど柔《やわ》な女だと思っていたのだろうか。一人で帰れるのに。

「迎えになんて来なくてもいいのに」と落ち着いている私に娘は、「慌てているのはお母さんではなくてお父さんのほうだわ」と言っていた。

娘の話から、夫の動揺ぶりが伝わってきて、これは大変なことになったと徐々に実感が湧いてきた。私はやけに冷静なのに、家族にとっては大変なことが起きたのだと思いながら、娘と一緒にタクシーで家に帰った。

「あなたは白血病です」と言われたとき、私は一番最初に何を思ったのか。今、振り返ってみると、それは「死」ではなかったように思う。治療は大変だろうけれどきちんと受けよう。でも、仕事は、家族の世話はどうしよう。やらなければならないことがいっぱいある。学生たちの指導も、研究のことも、任されている聖路加看護大学（現・聖路加国際大学）看護実践開発研究センターのことも。厚生労働省の委員をはじめ、いろいろな公的な役割も引き受けているのに。まわりの人にどんなに迷惑をかけることか。

とはいえ、迷惑とわかっていても、私にとって白血病は一大事。ここは仕事をすべて振り切って、迷惑を顧みず入院をしよう。それが許されるくらい大変なことが私の身に起こっているのだと自分中心に考えていた。いつもは人のことを考え、人にはできるだけ迷惑はかけたくないという生き方を選んできた私が、自分のわがままを貫き通すことに何の躊躇もしなくなるくらい、意識していなかったけれど、自分にとっては大事件なのだという自覚が、やはりあったのだろう。

病院を選ぶ元気が出てこない

病院から家に帰ってからが大変で、夫は「大丈夫か大丈夫か」と、自分が大丈夫ではない気持ちを、私を心配する言葉でまぎらわせていた。「おい牧子、お母さんをちゃんと看てやれ」と、自分が何をしてよいかわからない戸惑いを娘にぶつけて気持ちを落ち着かせようとしていることが手にとるようにわかった。

どこで治療を受けるか、私は自分自身で病院を探そうとする元気が出てこなかった。夫や友人が知り合いを頼って、急性骨髄性白血病の名医を探した。このようなとき、医療者である私たちのネットワークは実に大きな助けになった。

医療者ではない人が最も適した病院を探す苦労は、並大抵ではないだろうと思う。「最も適切なときに最も適切な場所で、最も適切な医療を受けることが国民の権利である」と言われているが、現実は理想どおりにはいかない。医療情報は誰にでもわかる形で知らされているのだろうか。情報はあふれるくらいあるのに、私たちは元気なときはまるで他人ごとのようにその情報をキャッチしようともしないで見過ごしているのかもしれない。

がんになること、それも進行した状態で見つかることもある。国民の二人に一人はがんになるのだと、統計的に数値で示されていても、多くの人は自分とは関係がないことのように思っている。しかし、実際には誰にでも起こり得るのだということを、それも進行した状態で見つかることもあるということを、もっと私たちは肝に銘じておくべきだと思う。臭いものには蓋をするように、病気や死については考えたくない。これは人間の性《さが》なのかもしれない。私たちは得てして、病気や死について思いをめぐらすより、不老不死の話のほうに興味があるものだ。アンチエイジングの情報には飛びつく人たちも、いつかは経験するであろう死に向かう病にかかったときのことを考えることは遠ざけている。そのときのために準備をしておくことは、実はアンチエイジングに労力を割くよりも、人生をより豊かにする秘訣かもしれないのに。

恵まれた療養生活のスタート

夫や友人が集めた白血病の名医に関する情報は見事に一致し、虎の門病院の谷口修一先生が最適ということになった。

知り合いの医療者が皆そろって推薦した医師。それだけで私は安心して入院先を決めることができた。虎の門病院はわが家からもそれほど遠くはなく、実にラッキーなことに長男夫婦が勤めている病院でもあった。こんなによい条件が重なるのはまれだろう。多くの人、特に地方の人はいろいろなことを犠牲にして条件に合った病院選びをしなければならないと聞く。名医に診てもらいたくても遠方で通えない。個室に入らなければならない状態になってしまった、しかしお金がかかりすぎる。入院待ちの人が多くてなかなか治療に入ることができない……。

がん対策基本法の中で、がん治療の均てん化が叫ばれている。どこに住んでいようと、どんな人でも、同じレベルの医療が受けられるようにすることは大切なことだ。

不幸な出来事の中でも、幸運なことにこのような恵まれた療養生活のスタートを切ることができた。

病気に立ち向かう元気をもらった初診の日

紹介状（診療情報提供書）を持って、まわりの者が名医と白羽の矢を立てた虎の門病院の谷口先生の外来を受診した。夫は仕事で一緒に行けないということで、麻酔科医をしている嫁が付き添ってくれた。私は一人でもきちんと医師の説明を聞くことができると思っていたが、心配して私のために時間を割いて一緒に来てくれた嫁の気持ちがうれしかった。そしてそれは、病気に立ち向かう元気を与えてくれた。

外来で、谷口先生に初めてお目にかかった。恰幅のよい、一見強面《こわもて》な風体から受ける印象とは裏腹に、優しく丁寧な語り口で説明してくださった。私をどうしたら助けることができるか、一生懸命考えてくださっている姿から、がん治療医としての熱意と責任感がひしひしと伝わってきた。よい先生とめぐり合ってほっとした気持ちになった。これから起きることはすべて先生に任せて治療を受けよう、そういう気持ちになった。

診察の最後に先生は目を瞑ってじっと考え込んでいらした。沈黙に耐え切れなくなった嫁が、「先生、すべて本当のことを話してください。私たちは医療者ですからどんなことを言われても大丈夫です」と言うと、「何も隠していませんよ。これからどのような治療方針でいくか考えていただけです」との返事。先生も一生懸命、私の仕事や家族のことを考えながら治療をどのように進めるか考えてくださっていたのだ。ありがたいことだ。でも、医師が沈黙をすると何か悪いことが起こっているのではないかと患者や家族は不安になってしまうものだ。

「すぐに入院して、治療を始めましょう」と言われたが、自分が大変な状況に置かれていることをまだよく認識していなかった私は、「すぐにですか、それはできません。仕事を整理して、後のことをお願いしなければなりませんから。今、夏休みで大学には先生方が出勤していないので、しばらく猶予をください」とわがままを言った。自分の抱えている責任を第一に考えたのである。

「あなたの体は今、何が起こってもおかしくない状態なのですよ。それでもすぐに入院できないとおっしゃいますか。白血球の数が少ないし、その白血球も正常なものではありません。自分の体に起きていることを考えてください」との先生の言葉で、ようやく事の重大さを飲み込んだ次第である。しかし先生は私の立場も考えて、「わかりました。仕方がないので一週間の猶予をあげましょう。しかし熱が出たらすぐに救急車で病院に来てください。たとえば心筋梗塞の発作が起きて命が危ないのと同じくらい大変な状態なのですから」と言われた。

与えられた命を精一杯生きる

周囲の理解に感謝

外来受診が終わってすぐ、病院の玄関を出て携帯電話で連絡をとった。無意識のうちにまず厚生労働省に電話を入れていた。委員会担当の技官が出てくださり、私は「今、受診したら、どうも白血病らしいの。お引き受けしている委員はすべて降りたいのです。ごめんなさい。今日の委員会にも出席できないので……」と言ったように覚えている。病院からかけている私の身に緊急のことが起こっていると察してくださり、「大丈夫、事情は伝えておきますから、こちらのことは心配しないで」と言っていただけた。一つだけでなく複数の委員会のメンバーだったので、厚生労働省には大変な迷惑をかけた。聖路加看護大学（現・聖路加国際大学）をはじめ、非常勤講師をしていた立教大学コミュニティ福祉学部にも、途中で責任を投げ出して迷惑をかけてしまった。

社会的役割を突然放り出さなければならない私もつらかったが、迷惑をかけられるほうの困惑もいかばかりか。それなのに個人的事情を酌み取ってくださったことに本当に感謝している。仕事のことを考えないで治療に専念できたことが、結果的には私の命をここまでつないできたのだ。

それから入院までの日々は、マスクをかけ、消毒薬を常備し、お見舞いの人にも手洗いと消毒をお願いし、「入院するまで感染から身を守らなければ」と、できる限りのことをした。必要なことだったのか、やりすぎだったのか。今、日常の暮らしに戻った私から見れば、ちょっと神経質すぎたかなと思う。でも、そのときは必死だったのだ。

学内にいた戦友

大学の夏期休暇が明けて先生方が出勤を始めた日に学長と学部長に会い、病気のことを話した。一様に驚いた様子であったが、「頑張って治療してね。後は私たちがどうにかするから」といたわってくださった。その言葉に嘘はなく、心から私のことを心配してくださっていることが伝わってきた。聖路加看護大学の教授陣は看護師で、人の痛みや苦しみをともに分かち合ってくれる人たちだ。こんな職場に身を置いている自分が本当に幸せに感じられた。

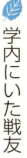

「人生は山あり、谷ありなのよ。力を落とさず治療を受けてね。また一緒に働ける日を待っているから……」。私の病気のニュースを聞いて駆けつけてくださった基礎看護学教授の故・小澤道子先生。いつもは教授会などで厳しい表情で意見を交わし合う間柄だが、このときはまるで天使のような優しい顔で語りかけ、私のつらい気持ちを和ませてくださった。看護の仕事に携わっている人たちの言葉は本当に心に染みわたる。

しかし、その小澤先生も実は末期がんだったのだ。私の突然の病気を聞いて、「自分も肩の痛みが長く続いていてどうもおかしい」と検査を受けたところ、原発不明の進行がんだったという。私は入院先のベッドでそのニュースを聞いた。先生から入院中にいただいた葉書には、私へのお見舞いの言葉と、「がんのマーカー値が高くて、自分はもうだめかもしれない」ということが書かれていた。

私たちはともにがんと闘う戦友のようなものだった。直接、話をすることはできなかったが、心の中ではお互いのことを心配して、ただただ病床で祈っていた。

私は化学療法の副作用で手紙も書けないほど弱っていたので、娘に代筆してもらいながら、励まし合った。

（前略）博美さんが頑張って化学療法を受けていらっしゃる姿が伝わってくる感じです。私のほうは何ごとも新しい体験ですので、いつも不安と心配が伴います。検査続きでそろそろ最終結論が出ると思い、それもドキドキです。CT・MRIのフィルムを見せられ、どうしてこんな状態が身体の中に起こっているのかとがっかりして悲しくなります。日常の生活は疼痛をとっていただいているので、それなりにケロリとしています。この落ち着きに心がついていきません。博美さんには必ず治っていただきたいし、治ると信じています。私は私自身のコントロールができない状況を主人や娘が一生懸命気を遣ってくれていることがよくわかります。周囲の大変な心労を誰か癒してほしいと心から願っています。博美さんの頑張る力を信じています。お一人お一人の上に神の平安があるように祈っています。博美さん、何とか乗り越えましょうね！（後略）

そしてある日、残されたときがわずかだと悟った小澤先生から葉書をもらった。娘さんの代筆だったが、「長い間ありがとうございました」と記されていた。

死を見つめて今日を生きている先生の気持ちを思った。このように病と闘い、そして受け入れ、人生に幕を引こうとしている先生。同僚であり先輩である先生の生き方、最期の迎え方を知り、「私にはとうていまねができないほど立派な人だ」と、涙とともに小澤先生の生き方に心を揺さぶられていた。

病床の私を心から慰めてくれた仲間を一度も見舞うことなく、間もなく訪れる永遠の別れを告げられた悲しみ。人の命は人がはかることのできるものではないということを、いやというほど思い知らされた。

私のほうが先に天に召されるはずだったのに、どうしてこんな不条理なことが世の中にはあるのだろうか。私は弱った体をベッドに横たえ、治療の苦しさに耐えながら、別れのつらさにも耐えていた。

そのときなぜか、看護大学一年のときに医学概論の授業で日野原重明先生に教えられた言葉を思い出していた。「人は神さまから与えられた命を精一杯生きればよいのだ。そして、医療者は神さまが与えたその人の命を精一杯支えればよいのだ」と。

私は神さまから与えられた命を、医療者の手を借りて精一杯生きよう。そして医療の手立てがなくなったとき、それが神さまから与えられた私の命だと感謝して受け止めよう。そう心に誓った。

闘病生活を支えてくれた存在

生きていけるのは人との絆があるから

私は治療のため二人部屋に入院したのだが、最初の夜は熟睡できなかった。同室の人はとてもよい人で、「弟に同種移植をするために入院をしている」と言われた。彼女もまた、家族のために自分を差し出すほどの重い決断をし、弟さんを助けたいと一心に思ってベッドに横たわっておられたのだろう。

しかし、眠れず何度も寝返りを打ってしまう。そのたびに起こる布団がすれる音、私の息づかいやトイレに起きる音が隣の人の耳ざわりになっていないか、そんな小さなことが気になった一晩だった。病気のこと、治療のことより、病院で生活するそのこと自体に戸惑いを感じて神経質になっていたのかもしれない。トイレはどこに、入浴はできるのかしら……集団生活の苦しさは、病気の苦しさより大きく私を襲った。

看護師長さんがみえて、「川越さん、個室に入りませんか、今日ちょうど空いたのでどうかと思って」と言ってくださった。私の緊張ぶりを見てのことか。さすが看護師長さん。「ご家族も遠慮なくお見舞いにいらっしゃれるし」。

私はうれしかった。今、大切なのはお金ではない。こんなときこそ自分が働いて蓄えたお金を使わなくては、お金でそのつらさが減るのならと、個室に移る決心をした。病気になるとお金を残すことなど、どうでもよくなってしまう。

私の療養生活を支えてくれたのは、家族や親戚や友人。その中には、久しく会っていない、日常では何のかかわりもない友人たちもいた。私のために自分の時間を使って見舞ってくれる人、何か助けになることをしたいと、私のために自分のできることを一生懸命探してくれる人、何度も葉書を書いて外の世界の空気を病室に運んでくれる人。そんな人々に支えられて、私は闘病生活を送ることができた。

「人が生きていけるのは、お金や権力ではなく、人との絆があるから」。

このことが、言葉だけではなく実感として私の胸に押し寄せてきた。お金は努力すれば稼げるもの、でも、人との絆は一朝一夕にできるものではない。その絆はお金や地位や権力にもまして尊いものだと心から感じた。人が老い、死に瀕しても、この絆が老いや死のつらさを豊かさに変えてくれる。地位や権力は、人が窮地に立たされたとき何の役にも立たない。かえってつらさを増すもの。そのことが、頭で理解するのではなく、身をもってわかることができただけでも、私はとてもよい経験をした。

無意識の言動にも意味がある

それはそれは厳しい治療だった。ただ単に点滴に抗がん剤が入っているだけなのに。針を血管に刺して、薬液が私の体に流れていくだけなのに。抗がん剤ががんに襲いかかるのと同じように、私の体全体に襲いかかるのだ。

肺炎になって熱が続いたり、敗血症になってどんな抗生剤も効かず血圧が下がって意識不明になったり、死の淵をさまよった。抗がん剤の治療は命とのせめぎ合い。しかしだからこそ、がん細胞をやっつけることができるのだ。

敗血症で意識不明になったとき、私は幼い日の自分に帰っていた。ふるさとで両親やきょうだいと過ごしている自分が脳裏に浮かんでいた。そばで付き添っていた娘が、「(うわごとで)『お母ちゃん』『姉ちゃん』と呼んでいたよ」と後になって教えてくれた。

あるときには、亡くなった人が大勢私のそばに現れた。その中に年老いた死人が静かに横たわっていて、その顔がクローズアップされて見えた。しかし、誰とははっきりわからなかった。今思えば、あれは亡くなった父で、私を呼びに来たのかもしれない。私は「死んだ人がいっぱい見えるからカーテンを閉めて」と一生懸命頼み、娘がベッドのカーテンを閉めると、「ああ、ありがとう。何も見えなくなったわ」と静かに寝入ったそうだ。

またあるときには、「タクシーを呼んで。新幹線の時刻表を持ってきて。最終の新幹線に間に合わない。家に帰れない」と言い、管のついた体でベッドの柵を乗り越えようとするのを止めるのが大変だったと娘が言っていた。無意識の行動だったが、今覚えているのは、そのとき「タクシーで駅に行って、新幹線に乗り、どうしても家に帰りたい。それなのに誰もその算段をしてくれない。どうにかして家にたどりつかなければ」と考えていたということ。

私たち医療者は、せん妄だからと、薬で抑えて変な行動をしないようにしようとする。しかし、その言動は無意識下で働くその人の気持ちを表す、大切な意味があるものなのだと、今の私には思える。

医療者はせん妄を抑えようと薬を使って眠らせたり、あるときは縛ったりもする。それはまわりの者を安心させるためであったり、点滴などの医療行為を安全に施すために必要なこととして行われている。しかし、なぜそのような言動をとるのか、まずは考えてほしいものである。

医療者への信頼

娘は診療所の看護師の仕事をしながら私の世話をしてくれた。家族や友人はそれぞれに私を一生懸命支えてくれたが、娘は毎日病院に通ってきて、看護師さんの手の届かない世話をしてくれた。婚約中だったが、結婚も引き延ばしにしながら私の看護にあたった。私はわがまま放題を言ったし、意識がなく暴れる私を泊まり込みで看護し、仕事に行くこともあった。今思えば娘にとっては大変な日々だったろうに、そのときの私は娘が病院に来てくれることが楽しみで頼りにしていた。

娘に負担をかけていて申し訳ないと思っていた私に、「お母さんが家にいなくなって、皆がお母さんに頼っていたのだとよくわかったわ。お母さんっていろいろなことをやっていてくれたのね」と言ってくれた。私はそれほど妻として母として頑張った思いはないが、娘がそう言ってくれることは心からうれしかった。

息子は私が入院している虎の門病院の小児科医として、多忙な日々を過ごしていた。診療が終わると病室に顔を出し、ソファーに座って何を言うでもなく、弱った私のそばにいた。何も言わなくても私の病状の一進一退を確かめていたようだ。夜、私の病室を訪ねてくれても、院内用のＰＨＳが鳴り、急患で看護師さんから呼び出されることがたびたびだった。医師はどんなときでも患者さんが待っていれば駆けつけなければならない。私は子どもに医療者という大変な仕事を選ばせてしまったのだとあらためて思った。

敗血症で意識がなくなったときのこと。私は早朝に意識が戻り、目が覚めた。最初に目に飛び込んできたのはベッドのそばに立ち、私を見つめている主治医の谷口先生だった。「先生、どうしたんですか、こんなに朝早くから……」と私が不思議そうな顔で先生を見上げると、「もう君は……、心配かけて……。本当に真剣だったんだよ。ここで死なせられないんだよ」とおっしゃった。意識が回復したばかりの私にはその言葉の意味がよくわからなかったが、先生は私の状態がよくないので、夜も泊まり込んで治療にあたってくださっていたのだ。それを後で家族から聞いて、本当にありがたいことだと感謝の気持ちでいっぱいになった。医師はたった一人の患者の命を守るために、これほどまでに自分を犠牲にして力を尽くすものなのだ。先生への信頼はますます深まった。

病棟での主治医である和気敦先生は、谷口先生の右腕として九州から単身赴任されていた。朝から夜遅くまで、死ぬか生きるか、ぎりぎりのところで病気と闘っている患者さんたちのために働いて、私のわがままをいつも聞いてくださった。あまりにハードな仕事ぶりを見て、お節介な私は、「先生、九州のお宅へ帰っていますか。ときどきは帰ってあげてくださいね」と言ってみたりした。

山形大学から来ていた研修医は、お母さんをがんで失ったばかりで、私の気持ちをよく理解してくださった。長男が誕生したばかりだというのに夜遅くまで働いていた。「早く家に帰らなければ奥さん寂しがっていますよ。一人で東京で子育てをするのはストレスですから。私は大丈夫だから早く帰ってください」などと老婆心ながら自分が医師の妻として経験した気持ちを伝えていた。

本当に医師の働きには感謝してもしきれない。医師の過重労働が叫ばれて久しい。たしかに医師は働きすぎである。今まで日本の医療はこのような医師の働きによって支えられてきた。それを改善していくことは重要なことだ。しかし、医師がサラリーマン化してよいとは私には思えない。それは人を相手にする仕事だから。それも弱った人、助けを必要としている人を。

若い医師と話す機会があり、「医療はサービスだ。そのことを医療者自身がわかっていない」と言うその医師に、「私も医療はサービスであるという意見には賛成。でも、たとえばユニクロのサービスとは質が違うわよね」と言ったところ、彼は烈火のごとく怒り、反論をぶつけてきた。仲間の若い医師も一緒になって。

「川越さん、そんなことを言ったらユニクロに叱られますよ。ユニクロも人を相手に、人の幸せを願って物をつくっているのですから」「へー、ユニクロのサービスと医師の医療サービスは、サービスという点では同じことなの？　私は違うと思うけど」「何が違うのか、きちんとわかるように説明してください」「それは医療者と患者さんが『信頼』ということでつながっていることにあるのではないかしら。私だってユニクロの商品は信頼しているけれど、それは、物を通しての信頼関係であって、人と人のつながりが生む信頼関係とは少し意味が違うと思うの……」。

自分でもうまく言葉にできないもどかしさを感じながら、私は必死で説明した。

「信頼」とは何なのか。それは目に見えない、もちろん科学では証明できないもの。人の心と心が感じ合う感覚だと思う。私が看護の現場において患者さんや家族と向き合う中で、言葉を越えてのつながり、心の響き合いを感じる、そのことだと思う。しかし、すべての患者さんと感じ合えるかというと……。

言葉だけで、あるいはサービス提供者ということだけでつながっていることも時にはあるというのも事実である。

患者として思ったこと

入退院を繰り返しながら一年半にわたる白血病の一応の治療を終えるまで、計六回の化学療法を受けた。ようやく半分を終え、医師から「あと三回ですね」と言われたときには、「同じ苦しみをあと三回も味わうなんて嫌です」と駄々をこねたりもした。

無菌室では加熱食しか食べられない。当たり前のように出ていた便が出ない。抗がん剤の副作用で光がまぶしくて電気をつけることもできない。足先や手先がしびれてうまく使えない。意識ははっきりしているのに言葉がうまく出てこないというだけで、看護師さんに子どものように扱われる。

この治療による苦しみは、「治る」という前提があるからこそ耐えられる。治るかどうかわからないのに、ましてや効果がないとわかっているのにただ奇跡を信じて受けられるものではないと思った。

退院してからもしばらくは車いす生活で、ひどい吐き気のために食事が満足にとれない日々が三か月ほど続き、無罪放免とはならなかった。自立して暮らせるようになるまで、すべての治療を終えてから半年はかかった。今は普通に暮らせるし、訪問看護の仕事もできるようになった。

病人を見舞うということ

入院中の人をどのように見舞うか。これは入院している患者にとっても、見舞いたいと思っている人にとっても頭を悩ます問題だ。

私も入院中、多くの見舞いを受けた。それが、とてもうれしいときもあり、ちょっと迷惑だなと感じるときもあった。

家族が見舞ってくれるのは、自分のやってほしいことを心置きなく頼んだり、遠慮なく何でもしてもらえたりするので、一番うれしかったことは言うまでもない。

しかし、病院から外に出られない私には、家族以外の見舞いもまた、大変、力になった。一度きりではなく、忘れないで定期的に顔を出してくれる人。その人が自分の貴重な時間を割いて、病院に足を運んでくれていることが伝わってきた。自分の時間を犠牲にしてまで、私のことを思ってくれていることが、ただひたすらうれしかった。

見舞いに来たものの会話に窮したのか、病状を尋ねられたり、「大変ですね、でも頑張って」と慰めの言葉をかけられたりすることもあった。実を言うと、こんなとき、「あなたに私の病状を伝えて何になるの。しんどいのよ」と心の中でつぶやくこともあった。また、これ以上頑張れないのに「頑張れ」とエールを送られ、「大変ですね」と憐れんで声をかけてもらうのは、私にはしんどいことだった。

私にとってうれしい見舞い客とは、患者である私と話すのではなく、見舞いに来た人同士で、あるいは付き添っている家族と、私の病気とは無関係な世間話を勝手にして、その人自身が「お見舞いに来てよかったわ」と感じてくれる人。

勝手に話していくなど、外から見ると「いったい何をしに来たの」と思われるかもしれない。しかし、病院に閉じ込められて、医師や看護師など医療従事者としか話さない毎日。しかも病気や治療のことばかり。そんな中で、世の中のとりとめもない話を、それもときどき笑いながら楽しそうに話している。それを聞いている私もつい笑ってしまう。厳しい療養生活を忘れられる、何とも言えない穏やかなときだった。

手紙や葉書で私を慰めてくれる人もいた。それも一度だけではなく継続的に。私は忘れられた存在ではないのだと感じることができ、それだけでずいぶん勇気づけられた。

隣の病室に入院中だった歌舞伎俳優の故・市川團十郎さんへの見舞いは、おそらく身内の方しか許可されていなかったのではないかと思う。ある日、娘さんが夕食を持って病室へいらしたとき、ちょうどドアが開いていて、「どうしてこんなに遅いのだ」と駄々をこねるような團十郎さんの声が聞こえてきた。

かの團十郎さんも、心許せる家族の見舞いがどんなにか待ち遠しかったのだろう。父娘の打ち解けた会話を聞きながら、私は自身の家族への思いと重ね合わせて、團十郎さんの家族への思いを感じていた。

家族を支えてほしい

病人を抱えると家族は大変である。自分自身の生活も続けなければならない。主婦が病人になった場合は、家事の負担も背負うことになる。そして何より、大切な家族を失うかもしれないという危機感と悲しみに突如として向き合うことになる。そんな家族を誰が支えてくれるのだろう。

看護師さんには病院に来たときの家族の姿しか見えない。「大変だから疲れを出さないようにしてください」とねぎらいの言葉をかけることはできるかもしれないが、家族のつらさや苦しみの深さに触れるには、医療者はあまりにも忙しすぎる。病院の看護師さんにそこまで求めるのは酷な気がする。

私のためではなく、家族のために弁当をつくって持ってきてくれる人がいた。家族に代わって私に付き添ってくれる人がいた。特別なことをしているという感じではなく自然体で。家族も救われたし、私も救われた。

私の病気のために結婚式を先延ばしにしていた娘が、終わりの見えない私の闘病生活に、生きている間に花嫁姿を見せようと思ったのか、日取りを決めた。

一人の看護師さんがそのことを知って、「カツラをつくって、結婚式に出ましょう。さあ、準備ですよ」と張り切って、私の背中を押してくれた。しかし私には結婚式に出る気力も体力もなかった。それなのにどうして娘の結婚式に出すために私を元気づけようとしてくれるのか。後で知ったことだが、彼女も結婚を控えていて、「結婚式には母に出てほしい」というのが自分と同じく花嫁である娘の願いだと思ってのことだったらしい。

彼女が背中を押してくれたおかげで、披露宴は無理だったが、結婚式には車いすで参列することができた。付き添ってくれたのは、友人の訪問看護師さんと教え子の訪問看護師さん。病人が結婚式に出席することに少し躊躇していた私を、二人の訪問看護師さんがあれよあれよという間に式場まで連れていってくれた。「看護師ってちょっとお節介のほうがいいのかも」と感じながら、サポートしてくれた看護師さんたちに感謝した。

看護師さんには人生のサポーターであってほしい

私は、白血病と診断されたときも治療を受けているときも、自分の体に何が起きているのか、真実を知りたかった。それがたとえバッドニュースであっても。私は、看護師さんがベッドサイドに来るたびに「私の病気は治ると思う?」「私は死ぬのかしら?」「私は社会復帰できると思う?」などと聞いた。エビデンス（科学的根拠）を聞きたかったのではない。多くの白血病の患者さんを看てきた看護師さんが、その経験から私のこれからはどうなると思うかを聞きたかったのだ。看護師さんにとっては困った患者だったと思う。

結果的には、自分のこれからを考える情報を看護師さんから得ることはできなかった。治るのか死ぬのか、今後どのようなことが待ち受けているのか、それは神のみぞ知るということなのか。病気のこと、治療方針や化学療法の効果など、医師からそれはそれは詳しい説明を受けていた。それなのに私は、看護師さんの口から今の病状やこれからのことを聞きたかったし、今後の人生設計をする上で、私のよき相談者、サポーターであってほしいと思っていた。

的確な医療技術と体に触れるケアがもたらす安寧

看護師さんは皆、親切で優秀だった。その中でも特に私の心に強く残っている人がいる。毎晩、高熱に苦しめられていたとき、夜勤の看護師さんが来てくれる時間が待ち遠しくて仕方がなかった。あと一時間したら……あと三十分したら……。やっと看護師さんが病室のドアを開けた。「ああ、これで助けてもらえる」と思った瞬間、点滴だけを懐中電灯で照らして部屋の外へ出ていった。「あの……」と言いかけてやめた。病状に特別な変化はなく、高熱が出るのも毎日のことだったので、看護師さんを呼び止める勇気がなかったのだ。

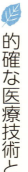

ある日の夜、いつものように夜勤の看護師さんの巡回があった。彼女は私の汗を見て、「熱が出てつらかったのでしょうね。体を拭きましょう」と丁寧に全身を拭いてくれて、パジャマを着替えさせてくれた。そして、いつもは時間が来たら一人で飲む解熱剤を飲ませてくれ、「これで大丈夫。眠ってください」と声をかけてくれた。

看護師さんが体を丁寧に拭いてくれて「大丈夫」と言ってくれただけで、私はその晩はぐっすりと眠れた。いつもは言葉数の少ない目立たない雰囲気の看護師さんのこのケアが心底うれしかった。言葉だけではなく、体に触れてケアをすることがどれだけ病人を心地よくすることか。

看護師として的確な医療技術の習得はもちろん大切だ。しかし、私はこのとき、体に触れるケアがもたらす安寧の大きさを知り、看護の本質はここにあるとあらためて感じた。

一年半に及ぶ病院での治療に一応の区切りをつけ、自宅での療養に移ったとき、私のことを心から心配して見舞ってくれた方や手紙をくれた方にお礼の手紙を書いた。私の闘病生活をつづりながら、迷惑をかけたことを詫びたかったのだ。その手紙の最後に、私はこう書いた。

最後に、入院中に慰めになったホイヴェルス師の詩の一部を贈り、皆様への感謝とお礼にかえさせていただきます。私が訪問看護をしていたとき、いつも患者さんのために祈った祈りです。今、同僚のため、友人のため、教え子のため、家族のため、直接には何もできなくなった病床の私に与えられた祈りです。

この世での最上の仕事は、何であろうか。
楽しい心で年をとり、
働きたくても休みをとり、
失望しそうな時にも希望をもち、
素直に平安に自分の十字架を担う。

若者が元気一杯はつらつとしてかっぽするのをみても、ねたみはしない。
人のために働くより、
素直に人の世話になり、
弱ってもはや人のために役立たなくても、
親切で柔和でありたい。

何もできなくなれば、
それを謙虚に受け入れよう。

神は最後にもっともよい仕事を残して下さる。
それは祈りだ。
手はもはや何もできなくとも、
合掌はできる。
愛する全ての人々に神の恵みを願うために。

がん患者の経験を通して

急性骨髄性白血病の診断を受け、一年半に及ぶ治療、その間、三度も生死の境をさまよった。それから十年の月日がたった。私自身がここまで生きられるとは思っていなかった。必要なときに必要な医療を受けることができれば、命を延ばすことができる。医学の進歩に、医療者の支えに、心から感謝している。

入院中、同じ病気で闘っていた人、表現は悪いかもしれないが戦友のように思えた人々の姿を見てきた。命を救ってもらって、先生や看護師さんに、うれしそうにお礼を言って退院していく人もいた。しかし、この世を去っていく人の姿も何度も見た。今日生きている人が明日は死ぬ。人工呼吸器をつけ、母親が心配そうに疲れた顔で付き添っていた患者さん。その母親の姿が目に焼きついている。数日後、その二人の姿はなかった。真夜中に、心臓マッサージと電気ショックの騒がしい音が隣の部屋から聞こえてきた。そして翌朝、その部屋の前を通るとベッドがきれいに整えられていて、患者さんの姿はなかった。白血病の患者は、生と死の谷間を綱渡りしているようなもので、ちょっとバランスをくずせば死の谷へ落ちていく。人間の命はこんなにももろく、そして強いものかと感じている。

その命は、医療によって支えられていると同時に、心から心配してくれる人々によって支えられている。箱に収めた励ましの手紙が今も手元にある（その中には、同じ時期にともに病と闘っていた、亡き小澤道子先生や市川團十郎さんからいただいた葉書やカードもある）。お見舞いにいただいた神社の御守、お稲荷さんの御守、ロザリオ……。それぞれが信じる神さまに私のことを祈ってくれた。そのような人々の祈りが私に力を与えてくれた。

一年半に及ぶ治療が終わっても、「治癒」ではなく「寛解《かんかい》」という状態で、外来通院は続いた。一か月に一度、外来で血液検査をするたびに、祈るような気持ちで結果を聞いた。「それほど心配することはないと思いますが、マーカー値が少し高い状態が続いていますね」。「心配ない」と言われても、気持ちは暗く落ち込んだ。まだ生きなければという思いが強かったのだと思う。

その反面、もしものことがあってはと、身辺整理も始めた。今まで家のことを何もしてこなかった夫に伝えておかなければならないことがある。それをノートに書き出した。貯金通帳は、印鑑は、生命保険の証書は、実印は……日常的に必要なゴミ出し、掃除や衣類のことなどなど。夫に説明しようとしても聞こうともしない。そのとき書いたノートが今も手元にあるが、眺めていると、しんどい思いをして書き出したあのころの気持ちがよみがえってくる。

不要な物を処分しようと押し入れの物を出しては、そこで力つきてギブアップしてしまい、ただ家中散らかしてしまう結果になる。仕事から帰った娘に、「一人でできないことはしないで」と叱られたこともある。それでも、自分に残された力で、自分の始末をしておきたい。

生き続けたいけれど死ぬかもしれない。これは、がん患者誰しもが思うこと。生き続けたい。でもかなわないかもしれない。命の終わりが来ることを思いながら、今できることを考えて一日一日を大切に生きようという思いに至ったとき、私の心は落ち着いた。そのとき、この世でつながれているすべてのものから解放された自分になれたのかもしれない。

小学生の孫が、私が退院して一人家にいると、学校からの帰りに寄っては、学校のことや友達のことなど、とりとめのない話をしてくれた。抗がん剤のために毛が抜けてしまった私の頭をなでながら、「ばーば、頭の形がいいね。ハゲも似合うよ」と慰めてくれた。しかし、友達を連れてきたときは、「ばーば、友達が来たから帽子をかぶって」と、キャップを持ってきて私にかぶせた。私が孫に甘えて、あれをして、これをしてと頼むと、「病気だと思って、いい気になって何でもさせないで」とピシャッと言われた。子どもは正直だ。それでもその孫が、「ばーば、死ぬなんて嫌だ」と何かのときに言った。今は高校生になっている孫。そのときのことを覚えているだろうか。私一人に起こったことが、家族皆の日常に、そして、生きることに影響していた。家族にとって苦しい、つらい経験ではあったが、家族が家族としての絆を深めることになり、幼かった孫までが、人が死ぬということを考える機会にもなった。人生の危機は、見方を変えると、チャンスなのだ。

今は三か月に一度の外来通院となり、白血病より生活習慣病のほうが心配だと言われるようになった。再発したら、入院して厳しい治療を受けるより、自分が持っている生命力で生き、最期を迎えるのもよいかなと思えるような年齢になった。本当に再発したとき、そう思えるかちょっぴり自信がないが。健康には気をつけていても、またいつ病に襲われるかもしれない。死に直面するかもしれない。でもそのときは、私も家族も、もっと冷静に受け止め、対処できるような気がする。白血病は、そのために私たち家族に与えられた予行演習だったのかもしれない。

第2章

訪問看護の現場で考えた❶

「最期まで家で過ごす」を支える

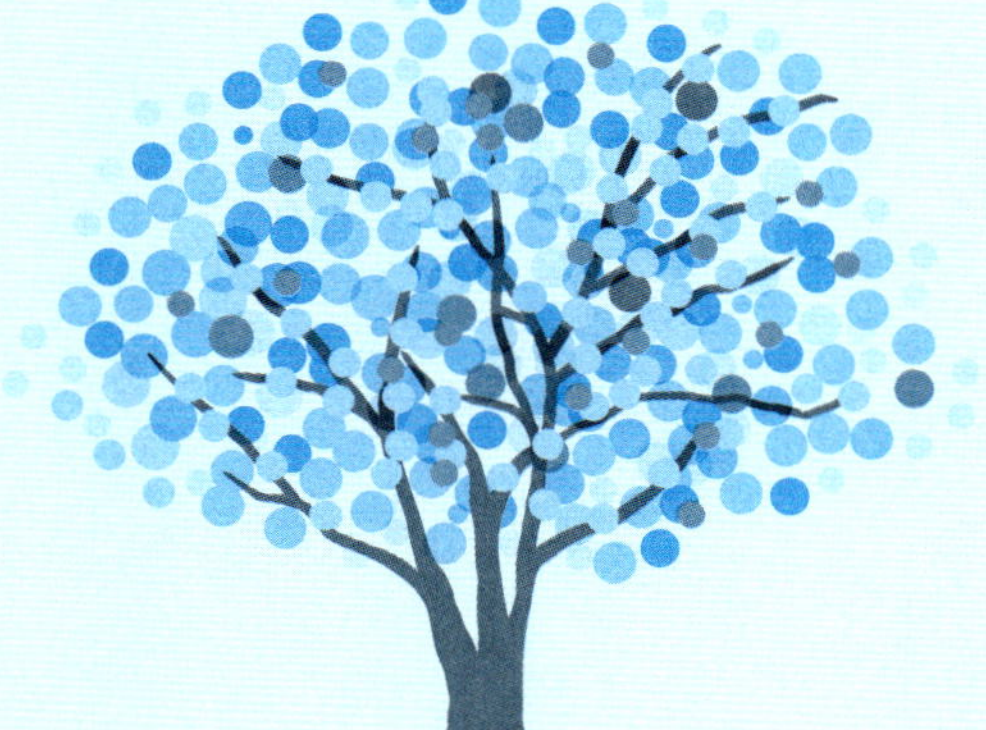

訪問看護事業の始まり

訪問看護の制度化は画期的な出来事

一九九二年、老人保健法改正により老人訪問看護制度が新設され、「老人訪問看護ステーション」という新しい事業所ができた。訪問看護が制度化されるなんて、まるで「棚からぼたもちが落ちてきた」ようなうれしい出来事だった。看護師が管理者になれること（当時は事業主にはなれなかった）、訪問看護に診療報酬が支払われることは、看護にとって画期的だった。制度化のために長い間、水面下で議論を重ねてくださった方々、先駆的に訪問看護を始め、その価値を世に示してくださった先達に心から感謝した。

当時、私は医師・佐藤智先生が創設された会員制在宅ケア組織「ライフケアシステム」で訪問看護の仕事をしていた。佐藤先生は、「病気は家庭で治すもの」と主張された、在宅医療の先駆者である。指導してくださったのは、今は亡き紅林みつ子さん。誰も教えてくれなかった、本でも学べなかった、「訪問看護師の立ち位置」や「訪問看護とは何ぞや」を実践で私にたたき込んでくださった。

二十四時間ポケットベルを持ち、患者さんから呼ばれればいつでも出かけていく。「患者さんからの緊急電話があれば、すぐにその方のことを考えて訪問し、一生懸命ケアをしなさい。でも訪問を終えて玄関を出たら、患者さんのことはさっと忘れなさい。この切り替えが訪問看護師にとって大事なことなのよ」といつも言われていた。訪問看護師として駆け出しの私には、一朝一夕にできることではなかった。家庭というプライベートな場に職業人として入っていく訪問看護師は、患者さんの家でどのような立ち位置をとればよいのか。患者さんのことを親身に考え、ケアをするが、必要以上に入りすぎない――この立ち位置のとり方はある意味、「匠《たくみ》の技」かもしれない。

「エビデンス」(科学的根拠)が重視されている時代に「匠の技」などと言うと笑われる

かもしれない。しかし、訪問看護の仕事は、たとえばコミュニケーションのとり方一つにしても、コミュニケーションスキルさえ身につければできるというものではない。「訪問看護はエビデンスに基づいた『プロの技』と、人間性をベースにした『匠の技』が絡み合って実践できる」と、紅林さんは身をもって教えてくれた。

在宅ケアチームの中心は訪問看護師

当時、「ライフケアシステム」の訪問看護師はある程度の裁量を医師から与えられて業務を行っていた。それは、「在宅ケアチームの中心は看護師だ」という佐藤先生の考えに基づいていた。そしてその考えは、先生が私たちスタッフにも繰り返し話されていた、ご自身の経験から生まれたものである。

一つは、佐藤先生の母上が脳梗塞で倒れ、麻痺が残り、聖路加国際病院の公衆衛生看護部（当時）から看護師が訪問していたときのこと。看護師は、寝たきりの母上の体を清潔に保つために毎回、全身清拭をしたそうだ。それを見ていると、清潔にするために拭くだけではなく、力を入れて熱いタオルでマッサージをしているようだったという。それが血流を回復させ、リハビリにもなっていた。その看護師の働きを間近に見て、「在宅ケアには看護が重要だ」と気づいたのだという。

もう一つは、老人保健法改正により東京白十字病院で在宅ケアが始まり、訪問看護師とともに往診に出向いたときのこと。患者さんの家を訪問し、ドアホンをいくら押しても誰も出てこない。「どうしたのだろう」と思っていたら、訪問看護師が「先生、少し待っていてください。庭から回って中の様子を見てきますから」と言って、家の裏に回っていった。帰ってきた訪問看護師は、「先生、帰りましょう。今日は、私たちは歓迎されていませんから」と言ったという。

先生は、「医者がわざわざ訪問に来たのに何ということだ」と、腹立たしい思いになったそうだが、訪問看護師は、「ドアホンの音は聞こえています。私たちが来ることもご存知です。でも、居留守を使いたいほど、今日の私たちは『招かれざる客』なのです」と続けた。在宅ケアでは「患者さんが主人公」と、この訪問看護師から学んだという。

「在宅ケアでは看護師のアセスメントとケアが大事で、医師は看護師がケアしやすいように、医師としての働きをすればよい」。

これらの経験から、佐藤先生はそのような考えに至り、そしてそんな先生のもとで、私たち訪問看護師は在宅での医療やケアに責任を持ってかかわらせてもらった。

当時は責任の重大さから重荷に感じたこともあったが、今思うと佐藤先生には先見の明があったのだと頭が下がる。

このような環境で訪問看護をしてきた私は、老人訪問看護制度における「医師の訪問看護指示書がなければ訪問看護ができない」という決まりに戸惑った。医療処置に関しては医師の指示（医師と相談して指示をもらうこと）が必要だと思うが、訪問看護が必要かどうかは訪問看護師が患者さんたちと相談して決めるべきことのように思う。当初は、一か月に一回、医師の指示書が必要で、こちらから主治医の診療所に出向いて指示書をもらったり、指示書の用紙を準備し、切手を貼った返信用封筒を同封して指示書を送ってもらったりした。介護サービスは誰の指示がなくても利用者が希望すれば提供できるのに、看護サービスはなぜ医師の指示書が必要なのか、古くて新しい課題だ。

都内で七番目の訪問看護ステーション

老人訪問看護制度が発足した一九九二年、「ライフケアシステム」の訪問看護は「白十字老人訪問看護ステーション」（当時）として業務を始めた。東京都で七番目に開設した訪問看護ステーションだった。訪問看護を提供する場は変わっても、「ライフケアシステム」で育んだ訪問看護はそのまま引き継いだ。在宅ケアとは二十四時間いつでもケアが提供できること、「家で最期のときを過ごしたい」と願う人を支えることなどだ。所長となった私はポケットベルを持ち、二十四時間体制で患者さんたちのSOSに応えた。

振り返れば、四年半にわたり一人でこのポケットベルを持ち続けた。二十四時間いつもポケットベルを持つ拘束感はあったが、なぜ一人で持ち続けることができたのか。それはこの二十四時間ケアが、訪問看護師として私の成長の糧《かて》になっていたからだと思う。

ポケットベルが鳴り、患者さんのところに電話をすると、患者さんの姿や家の様子が目に浮かんでくる。病状や服用している薬、家族の状況もわかる。その上で電話で相談に乗る。これは訪問看護師だからこそできる二十四時間ケアだと、生きがいに感じられることもあった。

多くは医師に連絡不要な、看護師と話をすれば済むような内容だった。しかし、医療処置を受けている患者さんの場合、「管が抜けた」「点滴が漏れた」などの連絡があれば、すぐに訪問しなくてはならない状況になったし、「亡くなりました」という知らせもあった。

新たな訪問看護の夢を描いた「事業目標」

白十字訪問看護ステーションの訪問看護師は自律した看護師たちで、一人一人が管理者の意識を持って、創造的に訪問看護に取り組んだ。訪問看護ステーションを開設したとき、スタッフとともに次のような事業目標を立てた。なにしろ二十年以上も前のものだ。「古い」と笑われるかもしれないが、その時代の新たな訪問看護事業の夢を描いて、スタッフの訪問看護師皆で考えた目標である。

一九九三年度　白十字老人訪問看護ステーションの目標

「ライフケシステム」という会員制組織の中で訪問看護をしてきた私たちは、訪問し、患者さんや家族のことさえ考えていればよいという働き方に慣れてしまっています。今年は、「会員制組織の訪問看護」が「訪問看護ステーションの訪問看護」に変わった意味をしっかり踏まえ、〝訪問看護師としての自律〟を目指して努力していきたいと思います。

①訪問看護という業務を確立し、広く多くの人に認められる

日頃から研さんと経験を積み、レベルの高い訪問看護をしましょう。そして、研究という形で訪問看護論を作り上げなければならないと思います。

また地域の在宅ケアを担うステーションとして、医師・福祉職・行政と連携を取り、地域保健医療福祉計画の一端を担うよう努めましょう。

②訪問看護ステーションが経済的に自立する

今はどんなに一生懸命訪問しても、赤字になるという制度的な問題があります。いずれ、訪問看護師は高給で働くようになるべきだと思います。そのためには訪問件数を増やすとともに、制度の内容を検討するためにデータを積み重ね、行政に働きかける必要があると思います。

③訪問看護師が自立できる組織（訪問看護ステーション）を自分たちの手で運営する

「組織の運営は人に任せて、訪問看護さえしていればいい」という姿勢では、ステーションは〝訪問看護師の自立の場〟にならないでしょう。多くの人の知恵を借りながら、自分たちの手で運営していきましょう。

在宅療養を支える二十四時間ケア

報酬評価のない時代に始めた二十四時間ケア

自宅で最期のときを過ごしたいと願う人にとって、二十四時間ケアはなくてはならないサービスだ。

白十字老人訪問看護ステーションを開設したとき、人は皆、二十四時間生活しているのに、療養生活を支える訪問看護はなぜ九時から十八時までの営業なのだろうと疑問に思った。そこで、「私たちだけでも二十四時間いつでも患者さんが連絡をとれるようにしよう」「必要なら夜間でも休日でも訪問しよう」と、スタッフと一緒に二十四時間ケアに取り組んだ。まだ診療報酬に二十四時間対応体制加算などない二十数年前のことだ。

訪問すればするほど赤字になる時代だったのに、小さな訪問看護ステーションで二十四時間ケアをするなんて、なんと無謀なことを考えたものだろう。怖いもの知らずの開拓者精神といったところだろうか。

当時の夜間・休日の緊急連絡は、訪問看護ステーションの留守番電話が受けていた。そして、留守番電話が作動すると同時に、私のポケットベルが鳴るという仕組みだ。私は録音された留守番電話を巻き戻して聞いて、折り返し電話をかけた。少し手間と時間はかかったが、患者さんや家族の安心は大きかったと思う。今やさまざまな機器を使って二十四時間ケアができるようになったことを思うと、時代の流れを感じる。

私は、この二十四時間ケアがどのような役割を果たしているか評価したことがある。緊急電話の回数と用件、その対応について、三か月間、統計をとった。一日に平均四・五回の緊急電話があり、その内容はさまざまだったが、症状に関するものが多く、不定愁訴のようなものもあった。

医療処置が必要な患者さんの場合は、針が抜けたとか、管が詰まったなどのトラブルがあり、夜間の出動が多いことがわかった。ほとんどは電話で対応できたが、夜中でも出動しなければならなかったのは、今までにない予期せぬ症状の出現と、医療処置のトラブル、息を引きとったという知らせのときだ。医師が夜中に呼ばれるのは、看護師では対応できない症状が出現したときと在宅で亡くなったときだけだった。私はそれを「二十四時間ケアをきちんと行っている訪問看護ステーションとチームを組めば、医師は夜中に起こされることが少ない」と、医師へのPRに使わせてもらった。

しかし、当時は二十四時間ケアをしても収入には結びつかないため、緊急対応のためのスタッフを配置することはできなかった。そのため、ポケットベルは所長である私が一人で持った。しかし、緊急訪問が必要なときは受け持ち看護師が自宅から訪問してくれたので、負担は皆で分け合うことができた。

二十四時間ケアに対する患者・家族の期待

訪問看護師による二十四時間ケアは、今は二十四時間連携体制加算・二十四時間対応体制加算（医療保険）や緊急時訪問看護加算（介護保険）など、不十分とはいえ報酬上で評価されている。そして約八割の訪問看護ステーションが二十四時間対応体制加算や緊急時訪問看護加算の届出をし、[1]患者さんの二十四時間三百六十五日の療養生活を守っている。

そして医師も在宅療養支援診療所では二十四時間対応が義務づけられている。しかし、実はこれがくせものなのだ。在宅療養支援診療所は、患者さんが医療者といつでも連絡がとれて、患者さんのＳＯＳに応える体制になっているはずだ。しかし、中には、日中でさえ、緊急時に医師が往診してくれず救急車を呼んで病院に行ったという話を患者さんからよく聞く。「二十四時間ケアをします」という届出をすれば認められるが、実際にはその二十四時間ケアがきちんと行われているか、どのようなシステムで行われているかなど、公的に評価はされていないからだろう。

たとえば、私が訪問看護の仕事をしている東京都墨田区にも在宅療養支援診療所（機能強化型を含む）が二〇一五年九月現在、三十二か所ある。訪問診療は定期的に行われているものの、夜間などの緊急時の対応となると心細いものがある。患者さんも訪問看護師も、「二十四時間いつでも医師が対応してくれる」ということには半信半疑なのだ。もちろん、夜中でも休日でもきちんと対応する診療所もあることは確かだ。しかしこれでは、患者さんが在宅での療養に不安を感じるのは当然である。医師の対応を批判するのはたやすいが、二十四時間ケアを担う者の束縛感や負担感は並大抵のものではない。二十年以上も前に私たちが二十四時間ケアに踏み出したときのような開拓者精神だけでは続かないのだ。しかし、今や診療報酬で評価されている以上、二十四時間ケアをチームでシステム化してサービスとして提供できるように工夫する必要がある。まず、医師と訪問看護師がチームとなり、患者さんがいつでも連絡がとれるようにする。そしてそれを患者さんや家族が実感できるようにし、安心してもらうのだ。さらに、二十四時間ケアとは何をしてくれるケアなのかを、正しく患者さんたちに開示しなくてはならない。

五年ごとに厚生労働省が行っている「人生の最終段階における医療に関する意識調査[2)]」で、毎回変わらず報告されているのは、終末期における療養の場所についてだ。末期がんで症状がよくコントロールされている場合、終末期を自宅で過ごしたいと希望する人は約七割。しかし、現実には無理だと思っている。その原因は、家族の負担と、症状が急に悪くなったときの対応への不安だ。これを私たちケア提供者は解決しようとしてきたが、不十分なまま今日まで来たのではないか。そして一方、国は、在宅ケアを推し進め、在宅死率を上げようとしてきた。

医師に定期的に月に二回の訪問診療をしてもらうのは、「何かあったときにいつでもすぐに対応してもらえるから」だと患者さんたちは言う。訪問看護にも同じような期待をしている。そんな患者さんと家族の期待に応えたい。二十四時間ケアを、患者さん獲得のためのPRのキャッチフレーズだけにしないで、実際に安心できる二十四時間ケアを提供したいものだ。

二十四時間ケアの現実

これまで訪問看護ステーションは、二十四時間ケアを提供するためにいろいろな工夫と努力を重ねてきた。夜間・休日の当番を決めて対応しているところ、夜間・休日のアルバイトスタッフを雇用しているところ、警備会社の緊急通報システムを利用して対応しているところなど。しかし、常勤換算従事者数が平均六・一人[3]という小規模な事業所である訪問看護ステーションでは、二十四時間ケアをシステム化するに至っていないところもある。
ここではあえて、「悪い」例をいくつか紹介しようと思う。本書では訪問看護ステーションの二十四時間ケアの素晴らしさを紹介したいのに、こんなことを書くのは悔しいのだが。

数年前、ある講演会で二十四時間ケア体制について話したことがある。そのとき、実際にどのように二十四時間ケアを運営しているか、いくつかの訪問看護ステーションの管理者にも話してもらったのだが、多くは訪問看護師の献身的な努力に委ねられていることがわかった。夜間の当番をした翌朝でも、いつもどおりに出勤しているという現実。訪問看護師の夜間待機は病院の夜勤とは違って労働として考えられていないのだ。後でも述べるが、特に末期がんの患者さんをケアする訪問看護ステーションでは、一般のステーションより頻繁にコールがある。訪問看護師の心身のストレスは強く、夜間の当番の後はきちんと休日がとれるような配慮が必要だ。

また、別の意味でショックな話も聞いた。患者さん四十人ほどの小規模なステーションで、患者さん全員が二十四時間対応体制加算をとっているものの、この一か月間、一度も緊急連絡がなかったというのだ。日中のケアがよいからなのか、患者さんが訪問看護師に緊急時の連絡をしても仕方がないと思っているからなのか、原因はよくわからない。しかし、病を持つ患者さんが一度もSOSを発しないというのはどういうことなのか。

私が経験した例では、「輸血をしてもらいたい」と希望する患者さんがいたため、ケアマネジャーを通して遠方だが輸血をしてくれる在宅療養支援診療所と、近くの訪問看護ステーションに依頼をし、しばらくの間、往診医に輸血を、訪問看護師に週一回の入浴介助をしてもらって過ごしていたが、突然、痛みで苦しみ始めた。しかし、医師に連絡がつかなかったため、訪問看護ステーションに連絡したところ、「私たちは週一回の入浴介助を、ケアプランどおり訪問して行っているので、緊急のときは医師に連絡をしてほしい」と言われたそうだ。

私はそのケアマネジャーに、どうしてこのようなケアプランを立てたのか、緊急時はどのように対応するつもりだったのか、医師と訪問看護師は連携がとれていたのか尋ねた。すると、「輸血をしてほしいという希望をかなえることを優先して立てたケアプランなのだから、これが精一杯だった」と答えた。ケアマネジャーは輸血が本当に必要かどうか医学的に医師や訪問看護師から説明もされずに、ただ輸血をすることだけを在宅療養の目的としていた。輸血以外の在宅療養中に起こる問題や緊急時の対応について、チームで話し合っておかなかったのだ。このようなチームのケアでは末期がんの患者さんは安心して在宅では過ごせない。

また、こんなこともあった。胃がんの患者さんの家族から、訪問看護ステーションを代えたいのでお願いしたいと依頼を受けた。患者さんは家族と少し離れたところに一人で住んでいた。ヘルパーから、「尿が昨日から出ていないのではないか」と家族に電話がかかってきたそうだ。家族はすぐに訪問看護師に電話をしたが、訪問看護師は医師と連絡がとれないので、救急車を呼んで病院に行くように指示をした。家族が救急車を要請してER（救急外来）を受診したところ、急に暑くなったので、水分量が不足して尿量が減ったというだけのことだった。家族は、「ヘルパーさんだけの判断ではなく、訪問看護師が訪問して看てくれていれば、また、往診医に連絡がついていれば、と悔しい思いをしました。二十四時間対応の料金は支払っているのに。このようなことは繰り返したくありません」と話された。

看護師がファーストコールを受ける意味

私が現在、看護部長を務める「訪問看護パリアン」では、医師と訪問看護師が協働し、二十四時間ケアをシステム化している。パリアンの在宅死率が高いのは、「在宅死を望む人だけを看ているからではないか」と言われるむきもあるが、そうではない。ひとえにケア内容と二十四時間ケアによるものだと自負している。

パリアンでは、二十四時間ケアのファーストコールは医師ではなく訪問看護師が受けて対応している。コールは、一般の訪問看護ステーションに比べて頻回だ。症状に関することや死を前にした不安、チームを組む福祉職からの相談、亡くなったという知らせなど、その中身は多様だが、二十四時間いつでも対応してもらえることが、最期のときを家で過ごす人の不安を少なくしているのは確かだと思う。

私は常々、「ナースが受けよう！　ファーストコール」と主張してきた。それは、患者さんや家族は、医師には緊急で電話をかけにくいものだが、看護師には比較的気軽に相談できるからだ。患者さんや家族のことをよく知っている看護の専門家が、いつでも電話口で相談に乗ってくれる安心感と、医療的な問題にきちんと対応してもらえる安心感が、在宅での生活を支えている。

ある病院の訪問看護師さんから、「夜間・休日の緊急電話は、病院の救急外来につながるので、患者さんたちは安心ですよ」と言われたことがある。しかし、家で療養している患者さんからの緊急連絡は、病院の救急外来で対応すれば済む、急を要する症状に関するものばかりではない。薬を飲み忘れた、便秘している、不安で眠れないなど、患者さんと家族の生活に日常的にかかわっている訪問看護師だからこそ対応できることも多い。

私が訪問看護師になりたてのとき、医師から言われた言葉がある。「緊急電話がかかってきたとき、家族がどんな思いでかけてきているかわかるでしょう。あの電話機の前にいるのだと、家の中の様子がわかるでしょう。症状も急を要するものかどうかわかるでしょう。そして、どんな薬が手持ちにあるかもわかるでしょう。それは、いつもケアをしているあなたたちだからわかることなのですよ」。私たち訪問看護師がファーストコールを受ける意味は、ここにあるのだと思う。

死が近づいてくると、緊急電話が増える。家族にいくら説明していても、症状の変化は不安なものである。そんなとき、訪問看護師が夜中でも電話に出て話を聞いてくれる、必要ならば駆けつけ、医師にも連絡をとってくれる。これほど強い味方があろうか。最期まで家で看るつもり、あるいは自信がなかった家族でも、この二十四時間ケアに支えられて自然な形で最期まで家で世話をする人が多い。

多職種の連携による二十四時間ケア

一人暮らしの患者さんの療養生活と看取りを支えるのにも二十四時間の医療は必須だが、大きな味方は二〇一五年に新設されたサービス「定期巡回・随時対応型訪問介護看護」である。その評価はさまざまだが、私たちはこの介護サービスと連携することによって、より安心なサービスが提供できるようになったし、訪問看護師の負担も軽くなったと感じている。

以前は、夜間、一人暮らしの人の「オムツを替えてほしい」「テレビのリモコンがベッドから落ちた」といった電話にも応えて訪問していたが、定期巡回・随時対応型訪問介護看護のコールセンターが、ヘルパーが訪問したほうがよいか看護師が訪問すべきかを判断して訪問看護ステーションに連絡をくれる。

二十四時間ケアにおける医師と看護師の連携はもちろん大切だが、医療と福祉の連携の重要性も感じている。一人暮らしの患者さんの二十四時間の療養生活と看取りを支えるために、医療の二十四時間ケアと福祉の二十四時間ケアが一つとなってお互いに努力を積み重ね、よいチームをつくり上げるにはもう少し時間が必要かもしれない。しかし、その方向性はすでに示されている。

訪問看護師の使命

シンポジウムで語られた死にゆく人を支える看護師の役割

二〇一三年六月、第十八回日本緩和医療学会学術大会が横浜で開かれた。札幌で開かれた第一回のときとは隔世の感があった。参加人数も多く、プログラムも多彩で、緩和医療が医療の一分野になったことを実感した。会場には看護師らしき人が多数見られ、これからの緩和医療を担っていくのは看護師であることを予感させた。

さまざまな実践事例が発表されたが、「何が緩和医療なのか」と首をかしげることもあった。わが国にまだ確とした緩和医療の基準がないため、各々が自分の考える「緩和医療」を発表しているのではないかと感じた。

たとえば、化学療法を続けることに生きる希望を託している人に、病院内で誕生会をして喜ばれたというエピソードや、入院中のがん患者さんの慰めになればと、医療者で合唱団をつくって院内コンサートを開いているなどなど……。

たしかに患者さんにとって大きな慰めになることだと思う。しかし、それが緩和医療の本質なのだろうか。

本学術大会でもたれたシンポジウムで、座長である医師は、「今回のテーマである、いきいきと生き、幸せに逝くために医療者が支えること――それは本当に可能なのだろうか。それを教えてくれたのは、四十九歳のがん患者の女性とそのケアにあたった訪問看護師だった」と語った。

自宅で残された日々を家族とともに過ごしていた女性は、死が近いことを知って、その不条理さを嘆き、怒りと悲しみでパニックになった。

しかし、訪問看護師にそのつらい気持ちを打ち明けて話をし、アドバイスを聞いているうちに、今、自分がなすべきことを見つけ、表情が変わったそうだ。そして、それを見ていた訪問看護師は、「今なすべきことがあることが、生きる力につながるのだと教えられた。今すること、それがまさに死にゆく準備をすることだったのではないか」と語ったという。

座長の医師は、「訪問看護師が死を前に希望を持って生きるということを支えた例だ」と、訪問看護師の働きにいたく感動したそうだ。

そして座長は話を続けた。「人間は、死という避けられない圧倒的な力を前に絶望するしかない、無力で弱い存在である。しかし、死という圧倒的な力を前にしても、なお希望を持って死までの日々を生きることができる強い存在でもある」と。

私はそれを聞きながら、死までを生きようとする人を支える訪問看護師は、このような人間理解の上に立って患者さんと家族を支える必要があるのではないかと思った。

座長の医師の言葉を受け、もう一人の座長である看護師は、「患者さんはそれぞれ固有の生き方をしている。患者さんの個別性を大切にしながら、死を前にしてもなお希望を持って生きることができるよう支えることが大切であり、それを担うことができるのは看護師である」と、穏やかに、しかしきっぱりと話された。

私はあらためて看護師に課せられている役割と期待を心に刻んだ。死にゆく人を支えるとき、看護師に何が求められているか、会場で聞き入っていた看護師たちがこの二人の座長の言葉をかみしめ、心に刻んでくださることを切に願った。

研究で見いだされた緩和ケア訪問看護師の実践力

この学術大会では、私たちの研究チームも「緩和ケア訪問看護師の実践力とは何か」という質的な研究結果を発表した[4)]。

その研究で抽出された実践力は、「医師と連携して自律して症状緩和ができる」「医療的に管理するのではなく、患者・家族自身の生活を支える」「予測的に判断し、サービスを柔軟に調整する」「患者・家族の生き方や価値観を受け止め、尊重したケアをする」「謙虚に患者と家族に向き合い、思いを汲む」「家族の力を信じ、支え、看取れる家族に育てる」「死に向かう患者と家族にデスエデュケーションをし、支える」「看護師自身が抱えるストレスに向き合い、自分を強くする」「緊急時の判断をし、対応できる」「在宅緩和ケアチームをつくり、育てる」「末期がん患者を看取れる地域をつくる」の十一個だった（デスエデュケーション（死の教育）については、後ほどあらためて述べる）。

平たく言うと、「緩和ケアの能力」と「在宅ケアの能力」を併せ持つものだ。講義を聞けばすぐに習得できるというものではない。また、訪問看護師なら誰でもできるケアではなく、これらの実践力を身につけ、あるいは身につけようと努力して初めて、在宅での緩和ケアを担うことができるのだ。一つ一つの事例に真摯に向き合い、事例を振り返り、ケアすることで学びを深める日々の研鑽が求められている。

皇后さまのお言葉から感じた緩和ケアを担う訪問看護師の姿

私が白十字訪問看護ステーションの所長になって数年が過ぎた一九九六年、日本看護協会創立五十周年の記念式典が執り行われた。この式典での皇后美智子さまのお言葉に私はいたく感動した。これが聞けただけでも式典に出席してよかったと思ったほどである。

当時、医療的なニーズがあると判断されない限り、訪問看護ステーションに訪問看護の依頼が来ないことを嘆いていた私は、「看護を理解してくれている人がいる。それも皇后さまが」と、うれしい気持ちでいっぱいになった。それほど看護の本質をついた内容で、私に贈られた言葉のように感じて聞き入ったのである。[28)]

（前略）出生、病及び死に際し、また、人生の節々の段階に訪れる身心の変化に際し、人は何を経験し、どのような反応を示すのか、――看護の仕事には、人間体験への深い洞察と共に、人を不安や孤独に至らしめぬための、様々な心遣いが求められているように思われます。身心に痛みや傷を持つ人々、老齢により弱まった人々が、自分が置かれている状態を受け入れ、それを乗り越え、又は苦痛と共に一生を生き切ろうとするとき、医師の持つ優れた診断や医療技術と共に、患者に寄り添い、患者の中に潜む生きようとする力を引き出す看護者の力が、これまでどれだけ多くの人を支え、助けてきたことでしょう。看護の歴史は、こうした命への愛をはぐくみつつ、一人一人の看護者が、苦しむ他者に寄り添うべく、人知れず、自らの技術と、感性とを、磨き続けた歴史であったのではないかと考えております。時としては、医療がそのすべての効力を失った後も患者と共にあり、患者の生きる日々の体験を、意味あらしめる助けをする程の、重い使命を持つ仕事が看護職であり、当事者の強い自覚が求められる一方、社会における看護者の位置付けにも、それにふさわしい配慮が払われることが、切に望まれます。(後略)

「医療がそのすべての効力を失った後も患者と共にあり、患者の生きる日々の体験を、意味あらしめる助けをする」――まさに先に述べた日本緩和医療学会学術大会で座長が語った訪問看護師の姿と重なる。

終末期の患者さんと家族にどのような看護をすればよいのか。ただ医師の指示に従ってモルヒネの服薬管理をして痛みをとればよいのではない。緩和ケアにおいて、私たち訪問看護師には、死を前にした患者さんや家族とともにあり、残された日々を意味ある日々にするため、寄り添い続けるという使命があることを再確認したい。

「解放に導く」看護師の働き

ホスピス看護における家族ケアモデル

訪問看護の現場で出会った患者さんや、ともにケアにあたった仲間からはもちろんのこと、文献からもたくさんの影響を受け、研究の結果を実際のケアに生かすことができた。その一つが、一九九五年に〝*The Hospice Journal*〟に発表されたJoyce V. Zerwekhの〝A family caregiving model for hospice nursing〟（ホスピスケアにおける家族ケアモデル）だ[5]。

訪問看護師として私がこれほど心を動かされた研究論文は少ない。在宅ホスピスケアの現場で私が感じていることが、研究的に明らかにされていたからだと思う。

詳細は文献を参照していただきたいが、三十二人のホスピスナースにホスピスケアの経験について語ってもらい、質的に分析したものである。その結果、十項目のホスピスナースの実践能力が示され、ホスピスケアにおける実践モデルが「木の図」に表現されているのだが、私がこの中で一つだけ理解に苦しんだ能力について記したい。

それは、〝guiding letting go〟(解放に導く)と記された能力だ。研究で示された能力「家族を強くする」とか「協働する」「苦痛を緩和する」「スピリチュアルケアをする」「選択を促す」「人間関係をつなげる」などは理解できたが、「解放に導く」は初めて聞く能力だった。まだ、がんの病名告知や不治の告知が一般的ではなく、ましてや死に向かって「解放に導く」などということは、口にしてはならない時代だった。しかし、その後、私はこの能力についてケアを通じて教えられ、気づかされることになるのである。

患者さんのケアを通して学んだ「解放に導く」支援

会員制在宅ケア組織「ライフケアシステム」勤務時代の経験である。乳がんで脳転移・骨転移があり、すでに「治療法がない」と言われた四十歳の主婦。緩和ケア病棟で手厚いケアを受けていた。それにもかかわらず、「病院は家から遠く、子どもや夫が病院になかなか来られない。どうしても家に帰りたい」という希望だった。

私たちも手探りで在宅ホスピスケアを始めたばかりのころのことで、まだケアの方法も確立しておらず、もっぱら使命感に支えられてチームで全力を挙げてケアにあたっていた。あるとき患者さんは私に、「車いすを借りてきてほしい。家族のために台所に立って料理をつくりたいから」と言われた。「主婦である患者さんが家で過ごすことの意味は、主婦としての役割を最期まで果たすことができることなのだ」と理解していた私は、「わかりました。車いすを探してきます」と答えた。

しかし、どこで車いすを調達すればよいのか。まだ介護保険サービスがない時代である。ちょうどそのとき、緩和ケア病棟からその後の様子を心配して患者さん宅にいらした、私の尊敬している看護師さんが、患者さんに向かって、「あなたはいつまで台所に立てると思っているのかしら。川越さんは、車いすを手配してここまで運んでこなければならないのよ」と言われた。

私にはこの言葉の意味がとっさには理解できなかった。「なんて冷たいことを言われるのだろう。弱った体をおして、『家族のために料理をつくりたい』と言っているのに……」とちょっぴり不満に思った。しかしその看護師さんは続けて、「あなたが台所まで行けるのはここ数日だと思いますよ。今だって、車いすで台所まで行っても料理ができる体力が残っているかどうか……。川越さんが苦労して車いすを探してくれる意味が本当にあるのかしら」と言われた。

一瞬、その場はシーンとして、凍りついたようになった。私もどのようにその場をとりなしてよいかわからなかった。

しかし、その看護師さんはさらに続けて、「料理をつくるだけが主婦の役割ではないと思うの。三人で知恵を出し合って、あなたが母親として、妻として、今できることを探しましょうよ」と言われたのだ。

患者さんは静かに考えていたが、「今日はできると思っていることでも、明日にはできなくなるかもしれないということなのですね」と沈んだ声で言った。

そして、誰のアイデアだったか忘れてしまったが、しばらくして、「二人のお子さんが学校に出かけるときに『行ってらっしゃい』と見送って、帰ってきたら『お帰りなさい』と迎えるというのはどうでしょう」という提案が出された。患者さんは、「それはいい考えだわ。私、やってみます。できるだけ明るい声で子どもたちを送り出して迎えてやります」と、目標ができてほっとした表情になった。

私一人だったらこのような対応はできなかっただろう。「さすが」と、その看護師さんにまた一つ教えられた。

この経験を通して、Joyceが言う「解放に導く」とはこういうケアなのだとやっと理解できた。今日できたことが明日はできなくなる。そのことを知った上で、今を生きることを支援する。まさに「死への旅立ちの準備」を支えることなのだとわかった。

それでもやはりそれは難しいケアだ。私自身が「死ぬということをどう捉えているか」が問われているのだ。死ぬことは悲しいこと、つらいこと。でも決して「かわいそう」と憐れむべきことではない。いずれは死ななければならないことを受け入れて、今できることをすることが、死を前にして、生きることへの希望につながっているのだ。私はあらためて、訪問看護師のこの役割の大きさに気づかされた。

「解放に導く」働きが家族の絆を強くする

この後にも、「解放に導く」ことを教えられた経験がある。五十歳の卵巣がんの患者さんが、娘さんに、「あなたたちのために家事ができなくなってごめんなさい。あなたたちにしてあげるどころか、私の食事の世話から介護までしてもらって。せめて、家族のために何かができればいいのに」と、体の苦しさだけではなく、自分が家族に何もしてやれない申し訳なさを訴えた。

しかし娘さんはこう話した。「お母さん、できなくなったことを数えても仕方ないでしょう。まだできることを数えましょうよ。娘の世話になることも、お母さんの仕事よ。こうして私と話ができることも、一緒に食卓を囲むこともできてありがたいと思うの。これから体が弱ってできなくなることが増えても、お母さんはお母さんよ」と。

あっぱれな娘さん。その場に居合わせた私はこの言葉を聞いて、死に直面しながら生きている母を支える娘さんの姿に感服した。これもまさに、母が死への旅立ちをする、その「旅立ちの準備」を支えようとしている姿だと思った。

後日談もある。その患者さんが亡くなって四年が過ぎたとき、父親が再婚した。そのとき娘さんはすでに結婚して、一子をもうけており、「母が私のためにに買ってくれた、遺品のリカちゃん人形を娘に使わせたいので送ってほしい」と実家に手紙を書いたそうだ。すると、そのリカちゃん人形と一緒に、新しい母親が縫ってくれたリカちゃんの洋服が数着、送られてきたのだという。

新しい家族になっても、母の死を皆で包み、受け入れ、母をあの世に送ることに力を尽くした家族は、死をも乗り越えて強くなっていく。そして、この娘さんの「解放に導く」働きは、母亡き後の家族の絆をも強くしているように思えた。

「この世につなぐくさり」をはずす

稿を進めていて、ヘルマン・ホイヴェルス師の詩「最上のわざ」を思い出した。その中に次のような一節がある。[6)]

おのれをこの世につなぐくさりを少しずつはずしていくのは、
真にえらい仕事。
こうして何もできなくなれば、
それを謙虚に承諾するのだ。

「解放に導く」に相通じるものを感じる。今読み返してみて、この世につなぐくさりをはずす訪問看護師の働きの重要性をあらためてかみしめた。

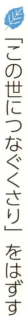

「真実を分かち合う」大切さ

「解放に導く」ための大前提

Zerwekhは、「解放に導く」能力を発揮するには、ある前提が必要だとも述べている。それは、「真実を告げる」あるいは「真実を分かち合う」ということだ。今、患者さんが置かれている状況を、たとえつらい事実であっても患者さんと家族と医療者で共有することが必要だそうだ。

ただし、危機的な状況にある真実を共有することがどれほど難しいことか。「言うは易し、行うは難し」である。

「医療者に委ねておけばどうにかしてもらえる」あるいは「家族のことを思いやるがために、真実を言うのは怖い」といった考え方もある。治療にあたっている医師も、患者さんの気持ちを考えると、治療法がもうないということをはっきり言えない。オブラートで包んだような説明をすることもある。

病名が「がん」であると告げることは、最近では当たり前になっている。しかし、「もう治療法がない」「治療しても効果を期待することができない」といった、いわゆる不治の告知はされていないこともある。

人の余命は科学だけではかることのできるものではないということはわかっているが、病院から在宅へ移行してくる患者さんの中には、医師から「今は体が弱っていて治療に耐えられないので、一度退院して体力をつけて治療を再開しましょう」と説明を受けている人も少なくない。また、「これ以上の治療法はないけれど、あと一年は大丈夫だよ」と楽観的な余命を告げられている人もいる。

医療者にとっても、「治るという希望」を患者さんと共有するほうが、「治療の手立てがないという現実」を共有するより、気持ち的にはずっと楽なのだ。

死に向かうプロセスを大事にケアする

膵臓がんで手術を受け、化学療法を繰り返した六十代の患者さんに対し、病院の主治医は「一時退院して、体力が回復したら化学療法を再開しましょう。何かあったらいつでも病院に来てください」と退院を勧めた。その患者さんは主治医からの紹介状（診療情報提供書）を持ってパリアンに在宅緩和ケアの相談にみえ、「体力が回復するまで家にいるので、ここでお世話になりたい」と希望された。紹介状には、「膵臓がんはすでに肝臓や腹膜に転移しており、これ以上の治療は期待できない。余命一か月くらいと思われる」と書いてあった。

訪問看護師は、このような場合、患者さんと家族が置かれているつらい真実をどのように共有しているのだろうか。医師のように「あなたには、もう有効な治療はないのです」と直接的に話すことはまずないだろう。

私の場合は、たとえその患者さんが医師に余命を告げられていたとしても、このようにお話しすることにしている。

「医師は科学的なデータで人の命の長さをはかるけれど、ここまで来たら人の命は科学だけではかれないと思うのですよ。人の命は科学であり神秘だと思います。人はそれぞれに生きる力を持っているような気がします。自分が持っている生命力を信じて残された日々を生きてください。『あと一か月』と言われて半年以上生きている方もいます。でも、『あと三か月』と言われて一か月もたたないうちに亡くなられる方もいます。人の命はやはり神秘です」と。

すると、「そうですよね。医療が無効でも、生命力があればまだ生きられますよね。それを信じて一日一日を大切に生きていきます」と涙を流して、気持ちを切り替えようとする。そんな患者さんや家族にこれまで数多く出会ってきた。

しかしそうは言っても患者さんや家族は、「まだ治る手立てがあるのではないか、もっと長く生きたい」とも当然考える。行きつ戻りつしながら、螺旋《らせん》のようにぐるぐる巡りながら、今置かれている真実の状況を受け入れようとしている。時には、その気持ちを訪問看護師にぶつけてこられることもある。

訪問看護師は、この螺旋状に行きつ戻りつする患者さんと家族の気持ちに向き合うのだが、一緒にぐるぐる巡ってしまってはともに堂堂巡りしてしまう。だから、看護師としてベストだと思う方法を示しながらも、その螺旋状の迷いに付き合いながら、「寄り添う」のだ。

また、体が徐々に弱って、患者さん自身が死が近いことを感じていくこともある。いずれにしても私たち訪問看護師は、死ぬことから逃げないで、患者さんと家族の迷いに付き合いながらも、死に向かうそのプロセスを大事にケアしている。

家ならではの「真実の分かち合い」

末期の喉頭がんと言われた、お寺の住職さん。最期まで仕事を続けたいと病院での治療を拒否して退院した。

初めて訪問した日のこと。私は、住職さんが自分の病気をどのように捉えているのか知りたくてこのように尋ねてみた。「奥さまと結婚して何年になりますか。もうすぐ金婚式を迎えられるのではないですか」と。

するとパートナーの妻が、「あと二年で金婚式ですよね、あなた。それまでは生きていてもらわなければ……」と口を挟み、それに対し住職さんは、「金婚式までは大丈夫だよ。でも、お前より俺のほうが早く逝きそうだよ」と言われた。

「この人たちは『いつかは死ぬけれど、それはまだ遠い日のこと』と理解している。この状態でも命があることに希望を持って今を生きているのだ」と思った。

そこで私はすかさず、「金婚式まで、まだ二年あるのですか。二年後の金婚式を二人そろって迎えるのは難しいかと思いますよ。お祝いを少し早めてはいかがでしょうか」と言った。

私の意図するところが理解されたかどうかはわからなかった。しかし翌日、このやりとりについて報告を受けた医師が訪問して、診察後、病状やこれからのことを住職さんと家族に話した。

医師が「お迎えが来たということですね。まあ、ぼちぼちやりましょう。これからも私たちが来させていただきますから」と話すと、「そうですか。お迎えが来たのですか。ぼちぼちやればよいのですね。私が入るぼち（墓地）はあちらですが」と寺務所の後ろにある墓地を指さしながら、笑みを浮かべて言われたとのこと。

「あと何か月」と余命の告知はしなくても、ユーモアの中で患者さんと医療者が今置かれている状況をわかり合い、最期までともにいることを確認する。これこそ家での「真実の分かち合い」なのかもしれない。

ユーモアに包まれた「真実の分かち合い」

前述した膵臓がんの患者さんとの「真実の分かち合い」もユーモアに包まれたものだった。夫が膵臓がんで、すでに「治療法がない」と医師から告げられた妻は、「病院にいても治療できないのなら家に連れて帰りたい」と相談にみえた。

夫は自分ががんだと知っているが、治らないことは知らされていない。それは病院の主治医が「患者さんの性格上、本当のことを知ると落ち込んでしまうので知らせないほうがよい」と家族に勧めたからだ。

夫は、妻が家へ帰るために準備をしてくれたことを喜んで退院した。退院後、しばらくは、妻や息子家族の介護を受け、家での生活を満喫していたが、体調が一向によくならないことを不審に思って、「このまま家にいて大丈夫なのか。いつになったらよくなるのだろうか」と落ち込む日々が続いた。

私は妻に、「本当のことを言いましょうよ。このまま落ち込んでうつ状態が続けば、家にいる意味がないかもしれません」と持ちかけた。しかし、妻は「そんなこと怖くてできません」と私の提案を即座に拒否した。

翌々日、訪問すると、妻は「一晩考えて息子とも相談しましたが、本当のことを夫に知らせようと思います」と言われた。迷いながら並々ならぬ決心をした様子がうかがわれた。

私が「そうですか。いろいろ考えられたのですね。私もそれが一番よいと思いますよ。奥さまから話されますか。息子さんからでもよいと思いますが……」と提案すると、「先生に話してもらってください。そのときは私たち家族もいます。看護師さんも一緒にいてくださいね」と言われた。

そして医師が訪問して真実を話すことになった。そのときの様子は患者さんが亡くなった後、妻から頂戴したレポートがあるので、それから抜粋して紹介することにする。

「○○さん、僕に聞きたいことがあるんだって？」という先生の問いかけに、「先生、体調が一向によくならないのはどうしてなんだろう。このまま死ぬのかなぁ。もしかしたら桜が咲くころに最期がくるのかなぁ……」。

先生はだまって考え込まれていました。

夫は「桜がだめなら梅のころかな、梅は見られるよね」とすかさず先生の顔色を見ながら尋ねました。

「そんなウメー話があれば、僕も嬉しいのだけどねぇ……。でも、あと二か月と言われた人が一年も生きているよ」と、先生の明るさと優しさで話していただき、温かい雰囲気を残して帰られました。

先生のこの言葉で夫はすべてを察したようでした。何と素晴らしい余命の告知でしょう。私は病院で次から次へとダメージを受けた夫を思い、本当のことを話すのを恐れていました。

夫は「本当のことが聞けてすっきりした」と言い、この日を告知記念日と名付けて、大好きな日本酒で乾杯しました。「今日のお酒はおいしい。味がある」と言いました。こんなことが自然な雰囲気の中でできるなんて……。家での看取りは、大事な人の命の終わりを、人の死を、こんなにも素直に受け止めことができるのです。

でも、その夜、夫はなかなか寝つけないようでした。余命の告知のアドバイスをしてくれた看護師さん、便秘で苦しいときにお腹をさすって手で便を出してくれた看護師さん、夜中に私のSOSのコールでかけつけてくれて、私がつらいときに一緒に泣いてくれた看護師さん、お風呂に入れてくれた看護師さん、皆さんに助けていただき、夫を家で看取ることができました。

医師も看護師も患者さんもともに真実に向き合う

患者さんや家族にとってのバッドニュースを正面から語り合わなければ、真実には向き合えない。私たち在宅緩和ケアに従事する者は、このバッドニュースを伝え、真実に向き合うことに躊躇しない。その根底には二つのことがあると思っている。

一つは、現場となる患者さんの家という場所が、病院とは違い、その人の人生や生活を物語っている場所だから、会話の中で自然にお互いが真実に向き合えるということ。写真が飾ってあったり、好きな本に囲まれていたり、ベランダに丹精した植木があったり、台所から食べ物の匂いがしたり、ペットがいたり、子どもや孫が一緒にいたり……。

あるとき、私は六十代の女性の患者さんに、もう残された時間が短いことをどう伝えようかと思っていた。「死んだら人はどうなるのかしら。私は死後の世界があることを半分は信じているけど、もしかしたら無になるのではないかとも思っているのよ」と、死について まず投げかけてみた。すると患者さんは、「川越さん、そんな寂しいことを言わないで。人が生き続けるってことは、死んでも人の心に中に記憶として残り、生き続けるってことだと思っているのよ。私のことを忘れないで覚えていてくれる人がこの家にはたくさんいるわ。だから私は死んでも生き続けられるような気がしているの」とすぐに言い返してきた。あっぱれ。自分の死を目の前にしてこのようなことが言える患者さんの前で、私は自分の浅はかさを恥じた。家はこのような会話が自然にできる、不思議な場所だ。

もう一つは、つらい真実を告げた後も、私たちは最期まであなたとともにいますよというメッセージを伝えるということだ。

在宅で過ごしたいと相談にみえた患者さんや家族と医師は、一時間以上をかけて話し合う。私もその場に同席することが多い。医師は病院からの紹介状を見ながら、説明する。自分の置かれている状況を知り、涙している。相談が終わって、「嫌なことを言われたのではないですか」と問うと、「いいえ、本当のことを知ることができて、なぜかほっとしました」と、涙を流しているにもかかわらず、表情からは相談前の危機感がなくなっている。医師は病状を説明し、これから起こるであろうことを説明する。しかし、それだけではない。「苦しみは私たち医療者がとりますから。どんなことがあっても最期まで一緒にいますよ。看護師が日常のことはお世話しますから、よーく話してくださいね。どんなことがあっても、最期までチームであなたとあなたの家族を支えます」という気持ちが、つらい状況の中で患者さんや家族を安心させるのかもしれない。

「節度ある医療」が尊厳を守る

「節度ある医療」「品位ある医療」を求めた森亘先生

二〇一二年に亡くなられた元・東京大学総長で病理学者の森亘先生には、二度お目にかかったことがある。お目にかかったと言うより、ある会議で先生をお見かけして声をかけさせていただいたと言うほうが正しいかもしれない。

見ず知らずの一介の看護師が突然ごあいさつをしたにもかかわらず、きちんと向き合って話してくださった先生。その謙虚さというか、品位というか、それから醸し出される温かさにつられ、自己紹介をしながらお話をさせていただいたことが思い出される。

亡くなられた年の新聞記事で、「日本医師会創立五十周年の講演（一九九七年）で、居並ぶ医師に『節度ある医療』『品位ある医療』を訴えた」と紹介されていた。

森先生は、恩人の医師が亡くなって病理解剖に立ち会ったとき、ふと「美しい死であった」と口にしたという。病理解剖はどんな治療を受けたのかが見えてくるものであり、必要にして十分な治療を受けたその恩人の遺体は自然で、病理学者から見て美しかったのだ。その対極にある無理な医療を受けた遺体は、「少なくとも私の目には、美しいとは映りません」とおっしゃったという。

「美しい死」と「がん死」

それと同じようなことを以前にも聞いたことがある。会員制の在宅ケア組織「ライフケアシステム」の訪問看護師をしていたころのことだ。

ライフケアシステムでは、一九八〇年の発足からしばらくの間、末期がんの患者さんが亡くなった後、ご遺族の了解を得て、病理解剖をさせていただいていた。在宅では、検査も処置も病院と同じようにはできないし、してはならないときもある。患者さんにとって在宅での医療が妥当だったのか、また、在宅ケアの経過中、説明のつかなかった症状や所見の原因を明らかにするためにも解剖が必要だという医師の判断からである。

在宅での緩和ケアが確立されつつある今では解剖など考える人はいないかもしれない。しかし、そのころは在宅で末期のがん患者をケアするお手本もガイドラインもなく、その方法を創らなければならないときだった。

解剖結果を共有するための勉強会の席上で、在宅の患者さんの解剖をしてくださった故・石河利隆先生（当時・河北総合病院）が、「あなたたちがケアをした患者さんはがんで死んでいます」と言われた。がんにかかった患者さんなのだから、がんで死ぬのは当たり前だろう。先生は何を言いたいのだろう。意味がわからず、皆は怪訝な顔で聞いていた。

先生は続けて、「病院で亡くなるがん患者さんの多くはがん死ではなく、溺死です」と言われた。先生が言わんとされたのは、「あなたたちがケアをした患者さんは、適切なケアを受けて、がんで亡くなっていますよ。病院では治療という名目で必要以上の処置をすることがある。中心静脈栄養や末梢点滴などを行い、それが度を超して患者さんたちは溺死をしている。臓器を見れば、それはすぐにわかることです」という意味だったのだ。

森先生の言われた「美しい死」とどこか重なるものがないだろうか。

なぜ「美しい死」なのか。なぜ「溺死」ではなく「がん死」なのか。その背景には「自然な経過を看る」というがんの終末期ケアの基本的な考え方があるように思う。

自然な経過を看ながら苦しみを和らげ、ケアをするということは、「人が生きることを尊重し、人それぞれの死への過程に敬意を払う。死を早めることも、死を遅らせることもしない」という緩和ケアの考え方そのものだ。

看護師にも求められる「節度ある医療」

森先生が訴えておられたという「節度ある医療」「品位ある医療」は、私たち看護師にも求められているように思う。患者さんにとってベストな医療が何なのかは、患者さんとともに考えることができる。ともに悩み、患者さんが選ぶことをサポートできる。

EBN（evidence-based nursing）で有名な看護師 Linda Johnson さん（当時・メル

ボルン大学准教授）も講演でこのように話されていた。「看護は『エビデンス』（科学的根拠）と『臨床での経験知』と『患者さんや家族の意向』と『使えるサービス』を考慮しながら生み出されるケア」であると。

私たち看護師は、エビデンスを大切にしながらも、臨床で培った経験知を生かし、患者さんの希望に沿った形で、適切かつ節度ある医療を受けることができるよう支援する、大きな役割を持っているのではないかと思う。それが人としての尊厳を守るケアにつながるからである。

在宅医療黎明期には必要だった病理解剖

五十歳の子宮がんの患者さんの病理解剖に立ち会ったことがある。自分が三か月間もケアにあたった患者さんだったので、解剖されると思うと忍びなく、家族に解剖の了承を得ることにも躊躇する私がいた。病院で亡くなった方の病理解剖とは違い、了承を得るための家族への説明、解剖する病院までご遺体を運ぶこと、解剖の手順を病院側と話し合うことなどもすべて担わなければならず、神経を遣うことが多かった。

寝台タクシーを手配し、病院にご遺体を運ぶ際、十八歳の息子さんが、「僕も母と一緒に病院まで行きたい」と言われた。私は息子さんと一緒にご遺体に付き添って寝台タクシーで病院まで行った。医師から「看護師さんも解剖に立ち会っていいですよ」と言われ、私は息子さんを待合室に残して、解剖に立ち会うことになった。

昨日まで、生きてご主人や子どもたちに妻として母として接していた人が、冷たい解剖台の上に乗せられている。温かい人間が冷たい物体になる。病理解剖は医療の発展のために必要なこととはいえ、複雑な思いになった。

それでも解剖が進むにつれ、「あのとき急激な痛みに襲われたのはこのせいだったのだ」と気づいたり、脊椎ががんの転移でぼろぼろになっているのを見て、「入浴を中止したのは間違っていなかったかもしれない」と思ったり、いろいろな臓器にがんが転移しているのを目の当たりにして、がんという病気の恐ろしさを再認識したり、それでも普通に生活しようとした患者さんの姿を思い出して、「症状が緩和されていれば、こんなにがんに侵されていても人として最期まで過ごせるのだ。人間ってすごい」とあらためて感動したりした。

解剖の後、待合室で解剖が終わるのをじっと待っていた息子さんに、「お待たせしたわね。すべて終わりましたよ。お母さんは亡くなってからも私たち医療者のために貢献してくださって、感謝しています。待っている間、あなたもつらかったでしょう」と言うと、「いいえ、僕のほうが感謝しています。今まで母を苦しめたがんをすべて取り除いていただき、母は天国へ旅立つことができます。ありがとうございました」と、反対にお礼を言われてしまった。

悲しみの中にあるだろうに、毅然としたその態度にも心を打たれたが、彼のこの言葉には、私が察するに、がんがどのように母の身体に広がり、母を苦しめていたのか知りたいという思いと、母を苦しめたがんを、死後でもよいから取り除いてもらってから天国へ送りたいという、母の闘病の姿を見続けてきた息子さんならではの思いがあったのではないかと思う。

末期がん患者のケアマネジメント
——高齢者の自立支援のケアマネジメントとの違い

余命が限られている人が、最期は家で過ごしたいと退院をする。そのとき、在宅ケアのマネジメントはどのようにすればよいのか。現状では、介護保険制度による高齢者のケアマネジメントの方法で行われることが多く、末期がんの患者さんが家で過ごすためのケアマネジメントが必ずしもうまくいっているとは言えない。私自身、今もって考えがまとまらないところがある。

介護保険制度における高齢者の在宅ケアのルールでは、こうだ。まず、病院のスタッフが入院中の患者さんから「家で過ごしたい」という意思を確認したら、退院に向けてケアマネジャーに在宅ケアの準備を依頼する。ケアマネジャーは病院に出向いて情報提供を受け、患者さんや家族と会ってアセスメントし、自立支援のためのケアプランを立てる。そして、必要なサービス事業者を探す。病院で行われる退院前カンファレンスには、患者本人や家族、在宅での各サービス事業者と病院の医師・看護師・ソーシャルワーカーなどが同席する。

これが介護保険制度における、高齢者が退院するときの、病院と在宅との連携の典型的な在宅移行モデルだ。

しかし、末期がん患者さんの場合は、モデルどおりに退院調整を進めても歯車が合わないことがある。

急な退院が多い末期がん患者

病院から、明日退院するという肺がん患者さんへの訪問看護の依頼があった。病院の主治医が「もう治療はできない」と言ったとたん、「それなら一日も早く家に帰りたい」と本人が言い出し、家族も「限られた命なら一日でも長く家で過ごさせてやりたい」と思ってのことだったらしい。

まずはケアマネジャーを決めなければならないが、急な退院で要介護認定も終わっていない。そんな人のケアマネジメントを引き受けてもらえるだろうか。心配しながら、居宅介護支援事業所に電話をしたところ、電話口に出たケアマネジャーはためらうことなく「お引き受けしますよ」と受けてくれた。そして、「退院前に電動ベッドが必要ですよね。とりあえず大急ぎで手配します。介護度は?」「ごめんなさい。申請はしているけれど、調査が五日後になるらしいの。後で必要な医療情報はお伝えしますから」「了解しました。では地域包括支援センターにも連絡して、暫定ケアプランでベッドを入れます」。

介護保険の申請が遅れていても、「私に任せて。できるだけのことはやるから」と言ってくれるケアマネジャー。こんな人に担当してもらえたら、患者さんも家族も、訪問看護師も大助かりだ。

がん患者さんの場合は、必ずしも先に述べたような高齢者の在宅移行モデルに従って退院調整が行われるとは限らない。この事例のような急な退院は、在宅移行モデルのルールからははずれるかもしれないが、現場では日常茶飯事だ。

医療が進歩し、医師もいろいろな治療法を提示するようになり、少しでも可能性があるなら治療を受けたいという思いは理解できる。そして、治療のために病院にしがみつく。しかし、それでも治療には限界が来て、「家に帰りたい」と思う。

私たちは、在宅ケアのための準備ができていないからと拒否をするわけにはいかない。このケアマネジャーとは、何度かチームを組んで在宅での緩和ケアに取り組んできた。そのうちに、患者さんの気持ちや、死にゆく人へのケアのノウハウをわかってもらえるようになった。いく度も助けてもらっている。「パリアンの看護師さんとチームを組むと、ケアマネジャーは何をすればよいか、看護師さんが何をやってくれるかがわかってきた。ケアマネジャーは必要なら手を出すけれど、ケアがうまくいっているときはそっと見守っていればいいのよね」。このようにケースバイケースでケアマネジャーとしての役割を考えて、柔軟に動く人こそ、プロのケアマネジャーだと思う。

訪問看護師との協働による医療依存度の高い患者のケアマネジメント

その一方で、患者さんの情報をすべて把握し、チームがどのように動いているのか管理しなければ気が済まないというタイプのケアマネジャーもいる。

あるケアマネジャーから、「病院から送られてきた看護サマリー（退院の際に看護師が作成する書類で、患者の情報をまとめたもの）を至急送ってほしい。医療情報がなければケアマネジメントはできません」という電話があった。「必要な情報はお伝えしたつもりですが、何のために看護サマリーが必要なのですか。まだ足りない情報があれば、訪問看護師からお伝えできますが」と応対すると、「ケアマネジャーに看護サマリーを見せるのは、厚労省で決められていることですから（注・法的に決められたことではない）。他の訪問看護ステーションは送ってくれていますよ」と言って、電話をガチャンと切られた。

ケアマネジャーとは、患者さんのすべての医療情報を把握し、訪問看護師や医師、ヘルパーに訪問時間・サービス内容を指示するのが役割なのだろうかと首をかしげてしまった。

また、こんなこともあった。患者さんの病状が進んでモルヒネが飲めなくなったので、持続皮下注射に変更となった。その後、ケアに入るヘルパーにはそのことを連絡したが、ケアマネジャーにはしていなかった。すると、その日の夕方、ケアマネジャーから電話がかかってきた。「患者さんの病状が変化したらヘルパーに知らせるのではなく、必ずケアマネジャーに電話をください。こんな大事なことを私に報告しないとはどういうことですか。今後気をつけてください」と。受け持ちだった新人の看護師はそのけんまくに押され、「すみません、すみません」と電話口で頭を下げていた。

末期がんや医療依存度の高い患者さんのケアマネジメントは、介護保険制度で認定されたケアマネジャーだけでは荷が重すぎる。訪問看護師と一緒に力を合わせてマネジメントすれば、患者さんも安心だ。しかし、それがまた難しい。最近よく言われる「顔が見える関係」であればよいというわけではなく、ケアの考え方が同じ方向を向いていなければならないからだ。そのためには話し合うほかはないだろう。それでも同じ方向を向けなければ諦めるしかない。

ある雑誌で、「ケアマネジャーの医療職攻略のポイント」という特集が組まれていたのを目にしたことがある。私たち医療職はケアマネジャーにとって「攻略」されるべき存在なのだろうか。どうして一緒に力を合わせてケアマネジメントできないのか。制度の問題なのか、専門職間にある溝なのか。まあ、場合によっては個人的な資質の問題ということもあるかもしれない。

今、「医療がわかるケアマネジャー」を育てることが課題のようだ。そのために、国や地方自治体はどれだけのお金を投じてきたことか。医療的なマネジメントを含めて、ケアマネジャーが本当の意味でケアマネジメントの力をつけるには、医療と福祉の橋渡しができる訪問看護師と協働するのが一番の方法だと思う。この二者が協働すれば、お互いの力を結集して医療と介護が網羅されたケアマネジメントができるだろう。ケアマネジャーも訪問看護師もそれを理解して、患者さんに一番よい、そしてチームが働きやすい、よいマネジメントができるよう力を尽くしたいものだ。

一元化したい病院からの医療情報

患者さんの入院時・退院時に、ケアマネジャーと医療機関の双方が医療介護連携シートを作成することが進められている。

退院時、病院が地域に送る書類は、医師（在宅医）宛ての紹介状（診療情報提供書）、訪問看護師宛ての看護サマリー。それだけでも大変なのに、ケアマネジャーにも医療介護連携シートを送らなければならない。地域包括支援センターも病院からの医療情報が必要だという。今にヘルパーにも退院時に医療情報を送れということになりかねない。

私は、病院が地域へ送る医療情報をどうにかして一元化できないかと思っている。しかし、個人情報であり、また、それぞれの専門家によって必要とする情報が違うなど、病院と在宅との医療情報のやりとりは混沌としている。

私が考える今の時点での一番よい方法は、病院からの医療情報は在宅の医療職に送り、医療職が福祉職（ケアマネジャーを含む）に情報を提供するという方法だ。サービス事業者それぞれが病院へ情報提供を依頼するのは、病院にとってあまりにも負担が大きく、必要のない情報もある。在宅の医療職が病院から提供された医療情報をもとにそれぞれのサービス事業者に必要な情報を分かち合えば、個人情報を保護しながら在宅ケアを担う人が必要な医療情報を共有することができる。ひいてはこの情報共有が、サービス担当者会議を形骸化させないための方法になるかもしれない。

しかし、退院後も病院の医師が主治医のままで、在宅医・訪問看護師がかかわっていないときはどうしたらよいのか。このような場合は、在宅医療ではなく外来医療として考えるべきかもしれない。しかし、外来医療として整理したとしても、生活の場は在宅のため、医療依存度の高い人を福祉職だけで看るには危険性もある。

通院をしながらヘルパーのサービスだけを受けていた肺がんの患者さん。しだいに呼吸困難が顕著になり、病院の医師が外来治療に限界を感じて、在宅診療と訪問看護の依頼があった。訪問看護師が訪問して驚いたのは、処方されていた八種類の薬。定時に服用しなければならないモルヒネや頓用のモルヒネともども、ケアマネジャーが服薬カレンダーに入れ、朝・昼・晩・寝る前に飲むよう患者さんに指導していた。

これは医療行為にあたり、しかもモルヒネの管理については「麻薬及び向精神薬取締法」で定められているため、親切心だけでケアマネジャーがしてよいはずがない。大変危険なことだ。在宅医がモルヒネを調整し、八種類の薬も整理して必要なものだけを服用することにし、服薬管理は訪問看護師が行うことにした。この患者さんは呼吸困難のコントロールも十分ではなかったが、それ以来、ずいぶん楽になったという。

高齢者の自立支援のケアマネジメントとは異なる末期がん患者のケアマネジメント

墨田区では区の在宅緩和ケア事業として、ケアマネジャーの研修会も行っている。あるとき、グループ討論のテーマとして、余命一か月と医師から言われている肺がんの患者さんの在宅でのケアマネジメントを取り上げたことがある。どのようなケアプランを立てればよいかディスカッションした。必要な福祉用具が次々と挙げられた。電動ベッドはもちろんのこと、トイレに手すりが必要、車いすや歩行器、シャワーチェア、夜はポータブルトイレも……。聞いていた私は思わず、「そんなに福祉用具や住宅改修が必要でしょうか。余命がたった一か月と限られているのだし、そんな短期間でいったいどれほど自立した生活ができるか。福祉用具も必要だけれど、まずは各々の職種がそれぞれどのようにケアをしていくかを考えませんか。高齢者の自立支援と違って、福祉用具は必要なら入れるという方向性でもよいかと思いますが……」と口を挟んでしまった。すると、一人のケアマネジャーがきつい表情で、「あなたの基礎資格は何ですか」と聞いてきた。「訪問看護師です」と答えると、「ああ、そうでしょうね。私たち介護福祉士とは違うわ」と。その場は私の意見など理解できないという雰囲気だったので、私は黙ってしまった。

もちろん、対立したいと思って発言したわけではなかった。しかし、ケアマネジメントするときの考え方には、医療職である訪問看護師と福祉職である介護福祉士の間で大きな溝があることを露呈させてしまうことになったし、私自身、その溝の存在をあらためて感じてしまった。一緒に患者さんのケアをしているときは感じないが、ケアマネジメントになると感じる溝。これはいったいどういうことなのか。

末期がんの患者さんのケアマネジメントについては、さまざまな意見があると思う。ソーシャルワーカーという職種が在宅ケアでは位置づけられておらず、高齢者の自立支援のためのケアマネジャーしか位置づけられていない現状では、医療保険でサービスを提供する訪問看護師と介護保険のサービスを調整するケアマネジャーが話し合って協働する以外ないと思っている。そのためには、末期がん患者さんが退院する場合、「まずケアマネジャーに依頼」と短絡的に考えないで、訪問看護師に連絡がほしい。訪問看護師は必ずケアマネジャーと連携しながら在宅でのケアを一緒に考える。ケアマネジャーへの依頼だけでは、「利用者の希望ですから」と、在宅で必要な医療サービスがケアプランに組み入れられないこともあるからだ。

高齢者の自立支援のケアマネジメントと、家で最期のときを過ごす末期がんの患者さんのケアマネジメントは違うということを、今こそ制度的にも確立していかなければならないと思っている。

一人暮らしの最期を看取る

多くの課題を伴う一人暮らしの末期がん患者の看取り

「一人暮らしの末期のがん患者さんが『家で過ごしたい』と言っている」と、病院の地域連携室から依頼されることが増えてきた。正直、「また一人暮らしか……」と頭を抱えることもある。一人暮らしの末期のがん患者さんを、死を見すえて家で看るには、かなりのエネルギーを使うからである。しかし、いくら困難が予想されるケースでも、パリアンでは訪問エリア内であれば断ったことはない。

一人暮らしの末期のがん患者さんのケアは、サービスのマネジメントだけでも大変である。在宅ケアのマネジメントの司令塔はケアマネジャーだと誰もが思っているが、介護保険のケアマネジャーだけではできないことも多い。医療保険で訪問する医師・看護師・薬剤師、介護保険でサービスを提供するヘルパーや福祉用具事業者といった人たちが行う。患者さんは重篤な医療的問題を抱え、家族がいない。一人暮らしといえどもどこかに親族がいれば、その親族との連絡や調整も必要となり、それもまた一苦労だ。本人が親族とは連絡をとりたくないという場合や、親族が患者さんとかかわりたくないという場合など、さまざまな事情もあり、ケアマネジャーだけではとても荷が重いマネジメントだ。

「家で最期のときを過ごしたい」と退院してきた一人暮らしの肺がんの男性。ケアマネジャーの協力を仰ぎつつ、訪問看護師が司令塔になった。私は、医療保険で訪問看護が入る場合は、ケアマネジャーと訪問看護師が力を合わせてケアマネジメントをすればうまくいくことを他の事例でも経験しているが、この患者さんの場合は、生活保護を受けていたので、福祉事務所（役所の厚生課など）のケースワーカー、病院の地域連携室のソーシャルワーカー、ケアマネジャー、訪問介護事業所のサービス担当責任者などと連絡をとり合い、同じ方針でケアをするチームをつくるだけでも大変だった。

すでに脳転移があったため、入院中は脳圧を下げるために一日二回、末梢静脈から点滴を行っていた。血管はぼろぼろですでに末梢静脈からの点滴が難しくなっていたが、本人は点滴を続けることが病気を進行させないのだと固く信じていた。ＣＶポート（中心静脈に薬剤を注入するために皮下に埋め込む医療機器）の造設を提案したが、「とにかく点滴をしてくれ」の一点張り。点滴のメリット・デメリットや在宅での限界、点滴回数を減らしても問題がないことなど、在宅での医療について説明しても、「お前らが下手で点滴ができないからそう言っているのだろう」とけんか腰。怒りっぽいのは脳転移の症状なのか、持ち前の性格なのかはわからなかったが、ほかにもいろいろな苦情を言い、しかもあまりにも理不尽な訴えが多かったことから、「これ以上ケアはできないから、他の事業者に代えてほしい」と申し出る介護事業者も出てきた。

訪問看護師が「一日二回の点滴にこだわるなら再入院したほうがよいのでは」と提案したところ、本人はあくまでも「家にいたい」と主張。そこで、「思うように体が動かなくて皆に当たってしまうのはわかるけれど、ケアに来てくれる人に当たり散らすことが家にいることを不可能にしているのですよ」と思い切って話してみたところ、その真摯な態度に動かされたのか、徐々に心を開くようになった。

訪問看護師の提案も素直に聞いてくれるようになり、「点滴はもういいよ」と言うようにもなった。痛みと呼吸苦はモルヒネで緩和できていた。それまできつく当たっていたヘルパーやケアマネジャーにも「申し訳なかった。家にいたいからこれからもよろしく頼む」と謝ったとのこと。

それからは穏やかな日々が続いたが、「今まで迷惑をかけ続けた姉に一目会いたい」と言い出した。他県に住む姉には訪問看護師から何度も連絡をとってはいたが、さんざん迷惑をかけられたらしく、積極的に会う気持ちにはなれなかったようだ。再度、患者さんの気持ちと病状を伝えてみても、反応は悪かった。それでも、ある日曜日、患者さんを見舞ってくれたそうだ。

そしてその三日後、心残りを清算したのか、患者さんは静かにこの世を去った。朝一番に訪問したヘルパーが、まだ温かさの残る患者さんが亡くなっているのを見つけ、訪問看護師に連絡をした。医師と訪問看護師が訪問して、医師が死亡診断をし、訪問看護師は「苦しまないでよかった」と思いつつ死後のケアをした。生活保護の受給者だったので、あらかじめ決められていた葬儀社に遺体の搬送と火葬を依頼した。お骨は引き取りを希望した姉が来るまで葬儀社で預かってもらうよう手配をした。

さまざまな「一人暮らし」――個々の形に応じたケアが必要

一人暮らしで生活保護を受けている場合は、福祉事務所の生活保護担当のケースワーカーと連絡をとりながら看取る。

しかし、年金生活者で、生活保護は受給しておらず、医療費の支払いにも困窮して、生活するのがやっとの人もいる。「サービスは最低限にしてほしい」と言われ、思うようにサービスが入れられず苦労することもある。

一方、生活は豊かで家族はいるが、その家族に頼らず一人で自分の家で過ごしたいと願う人もいる。

一人暮らしだからといって、同じくくりで患者さんを捉えてケアにあたることはできない。

一人暮らしの看取りについて、報告を聞いたり読んだりするとき、どのタイプの一人暮らしなのかわからないことがある。「私たちは一人暮らしを看取りました」と、一人暮らしの患者さんが亡くなったときに撮ったという写真に、世話をした親族一同が笑顔で写っているのを見せられると、「一人暮らし」とは何をさしているのかわからなくなる。世話ができる親族がいる場合と、身寄りのない一人暮らしでは、ケアの大変さが違ってくるからだ。一人暮らしの概念をきちんと整理しておく必要性を感じる。

一例として、親族のかかわり方による分類を紹介しよう[7]。

まず、「親族がいる人」（Ｉ型）と「親族がいない人」（Ⅱ型）に、そして、Ｉ型をさらにＩＡ、ＩＢ、ＩＣと、三つに分類する。ＩＡ型は「必要になったら介護を手伝う親族がいる」、ＩＢ型は「生前はかかわりをいっさい持ちたくないが、死後のこと（死亡届の提出、遺骨の引き取り、財産処分など）には責任を持つ親族がいる」、ＩＣ型は「生前も死後もいっさいかかわりを持ちたくない親族がいる」というものだ。

パリアンでは、この分類に従って課題を整理しながらケアにあたっている。課題を抽出してケア計画を立てるときだけでなく、チームメンバーがその人のバックグラウンドを共有するのにも役立っている。

役に立たなかった任意後見制度

上記分類でＩＣ型（生前も死後もかかわりを持ちたくない親族がいる）に当てはまるがん患者さんの最期を紹介したい。

八十代の膵臓がんの女性。がんと診断される前から生活支援のために介護保険でヘルパーが入っていた。ケアマネジャーやヘルパーとは十年来の付き合いで信頼は厚く、まるで家族のように頼っていた。また、自分の認知能力の低下を自覚したとき、自ら進んで任意後見人と称する社会福祉士に依頼した。経済面と死後に関して契約を結び、任意後見人には月々、報酬を支払っていた。実際には、自分でお金の出し入れができていたので任意後見人の力を借りることはなかったようである。しかし、終末期になって、ベッドから起き上がることができなくなったころから、状況が変わった。

自分でお金の支払いができなくなったため、訪問服薬指導に来てくれる薬剤師に支払う薬代を、任意後見人に持ってきてくれるよう依頼したところ、「通帳は今まで本人が管理していてどこにしまってあるのかわからない。探したが見つからないので支払えない」と言われた。結果的に、ケアマネジャーが通帳を探して事なきを得た。

その後、急激に症状は進み、死が間近に迫って今日か明日かという状態になったとき、訪問看護師は任意後見人に連絡し、死亡届の届出人になってほしいことと、葬儀などの手配を依頼した。ところが、「私は法的に死亡届の届出人にはなれません。家で死ぬ人は初めてで、葬儀の手配は不慣れなので看護師さんにお願いします」との返事。「公正証書で契約を交わした任意後見人は、権限を公的に委託された人ではないですか」と反論したが、「あなたは任意後見人について理解してない」と言われ、勉強不足の私は反論しようがなかった。

結局、訪問看護師が葬儀屋を探した。そして、患者さんは親族とはまったくの音信不通だったが、他県に姉がいるとの情報を得たので連絡をとった。しかしその姉も認知症で、とても死亡届出人になれる状況ではなかった。結果的に、姉の子ども、患者さんの甥に当たる人が「幼いとき一度だが会ったことがある」と言って、死亡届出人としてサインをするために遠路もいとわず車を走らせて来てくれた。

一人暮らしの人の看取りで、本人が意思表示できなくなったとき、権限は誰に委ねればよいのか。生活保護受給者の場合は行政が責任を持って対応してくれるが、そうではない場合、先の分類などを参考にしてその人の状況をよく把握し、亡くなったときに慌てないようにしておく必要がある。

また、この事例では、権限を委譲された任意後見人がすべてやってくれると安心していたところに落とし穴があった。疎縁な親族に迷惑をかけたくないとお金を支払ってまで死後のことも含めて依頼していたのに、ご本人の意思はどのように守られたのだろうか。成年後見制度についても、また、後見人の個人的な資質についても、熟知しておかなければならないことを学んだ。

一人暮らしの在宅死をかなえるために

医療や看護はもちろん、いろいろな人のサポート、そして何より、「一人でも家にいたい」という本人の強い思いがあれば、一人暮らしでも最期まで家で過ごすことはできる。しかし、自分はどう生き、どう最期を迎えたいのか（必ずしもそのとおり実現できるわけではないが）、死が迫ってからではなく、日ごろから考えておく必要がある。そのことを、多くの人を看取ってきた私たち訪問看護師が折々に伝えていかなければならないと感じている。

多くの市民や専門職が集ったある会合で、「一人暮らしでも最期まで家で過ごしたい方をどのようにしたら支えられるか」というテーマでグループディスカッションをした。各グループからいろいろな意見が出たが、それをまとめてみると、次のようになった。

①本人に一人でも暮らしたいという意志があること
②本人が他者からの支援を受け入れ、それに感謝できること
③一人暮らしでも気晴らしや楽しみがある生活ができること
④親族がいる場合、疎遠であっても親族の意志が確認できること
⑤地域の現状に合わせて、医師・看護師・ヘルパー・ボランティア・薬剤師など関係

する専門職の連携があり、それぞれの役割が明確化されていること

⑥緩和ケアを専門とする医師・看護師を含む、情熱があるチームがかかわること

⑦二十四時間体制のサポートがあること

⑧かかわる人が本人の希望を理解していること

⑨近隣やボランティアなど、インフォーマルでもサポートが受けられること

⑩医療や介護のサービスや生活に必要な金銭が確保されていること

⑪「人は死ぬ」ということを受け入れるよう国民意識が変わること

すべての項目を満たすことは難しいが、本人の「一人暮らしでも最期まで家にいたい」という思いが何にまして大切だと思う。

これらが可能になるよう、自分たちの住む地域を、自分たちの手でつくっていきたいものだ。

在宅で看取るということ

一人の老紳士の死

一人の老紳士が静かに八十年の人生に幕を下ろした。肺がんで手術を勧められたが、「もう十分生きた」と積極的な治療はせず、最期まで看てくれる医療者を探し、パリアンにたどりついた。

半年前に相談外来にみえて以来、定期的に外来へ通院し、同時に、パリアンのボランティアが主体となって開いているがんサロン「サロン・ド・パリアン」に参加して、ボランティアや他の患者さん、スタッフとともに食事をとりながら語り合うときを過ごしていた（サロン・ド・パリアンについてはまた後ほど紹介する）。

亡くなる二週間前の年末、ボランティアの送迎でサロン・ド・パリアンに参加した彼は、「今年、一番うれしかったことは、パリアンの皆さんに出会えたこと。サロン・ド・パリアンに毎回参加できたこと。ボランティアや同じ病気の仲間と心を通わせ、おいしい食事をいただけたこと」と、別れのあいさつともとれる感謝の言葉を口にした。

サロン・ド・パリアンではいつも、ユーモアを交えながら、私たちをまるで映画の一シーンでも見ているかのような気持ちにさせる口振りで、自らの人生の歩みを語ってくれた。人生の師が語りかけてくれているような、意義深い楽しいひとときだった。しかしその言葉の中にも、死に向かう複雑な思いが交錯していて、聞いている私もまた、複雑な思いになった。

生き方や価値観がまるで違う患者さん同士が、同じ境遇に置かれているということだけで心を通わせ、ここで会うのを楽しみにしている。彼の生き方に影響を受け、自分に残された人生の過ごし方を深く考える人もいた。

訪問看護師の緩和ケアは人生の最期のときを支える

私たちが在宅緩和ケアとしてお世話をするのは、①積極的な治療をしないで、あるいは自分で治療に区切りをつけて緩和ケアを希望する人、または、②あらゆる治療を試した末、治療医から「これ以上、病院でできることはありません。緩和ケア病棟か家でケアを受けるように」と勧められた人、③どこまでも治療を続けたいという思いで、外来通院で化学療法を続けながら在宅で緩和ケアを受ける人、この三タイプに分けられる。

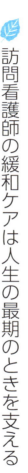

二〇〇二年に世界保健機関（ＷＨＯ）が出した緩和ケアの定義によると、〝applicable early in the course of illness, in conjunction with other therapies that are intended to prolong life, such as chemotherapy or radiation therapy〟（病期の早い段階から適応される。延命を目的とする他の治療――化学療法、放射線療法とも組み合わせて行われる）（筆者訳）とある（http://www.who.int/cancer/palliative/definition/en/）。

病期の早い段階から在宅で緩和ケアを受けている人はまれだ。在宅で緩和ケアを受けている人のほとんどは、「治療を終えて家に帰りたい」、あるいは家族が「家に連れて帰りたい」と望んだ人である。在宅で化学療法を行いながら、訪問看護を利用している人もあるが、治療中の人は治療病院が主となってきちんと管理しなければ危険である。

最近は「『ギアチェンジ』（途中で緩和ケアに切り替えること）は必要ない。治療の最初から最期まで治療と緩和ケアは相まって提供されるもの」という考え方が主流だ。しかし、在宅で緩和ケアを受けるのは、人生の最期のときを過ごす人がほとんどである。穏やかに過ごすにはギアチェンジも必要になる。ギアチェンジに至るまでの気持ちを支援するのも訪問看護師の仕事だと思う。

ＷＨＯの定義は、病院での緩和ケアも含んだ広い意味での緩和ケアであり、在宅での緩和ケアは、「人生の最期のときを病気を持ちながらも生きていく人を支えるケア」だと思う。緩和ケアにかかわる訪問看護師にふさわしいのは、医療的なことはもちろん、死を見つめながら今を生きる人を支えることに生きがいを感じられる人なのだろう。

「自分が死ぬ」ということを受け止める難しさ

先述の肺がんの患者さんは、「積極的な治療を受けないで在宅で緩和ケアだけ受けたい」とはっきりした意思を持っていた。しかし、やはり死に至るまでには紆余曲折があるものだ。彼は、死がいつかは訪れるということについては明確に意識していた。しかし、それは遠い先にあることで、実感としてはなかったようだ。自分が死んだ後、残される妻（最近、認知能力が落ちている）のことも家の後片づけも、誰に任せるのか、どのように処分するのか。頭の片隅にはあったのだが、実際にはなかなか行動には移せなかった。

外来通院が困難になりつつあると思った私は、訪問診療に切り替えることを提案した。医師が定期的に訪問すること、看護師も訪問してお世話すること、二十四時間、医療者と連絡がとれること、それにかかる費用を説明し、また、妻にも訪問サービスが必要なことなどを具体的に話した。しかし彼は「自分は外来に通院する」と言い張った。私は「今の自分が置かれている現状を、ありのままに受け止めてほしい」と一生懸命説明した。

いつかは死が訪れることはわかっていても、たとえ病状は進んでいても、今は意外と元気で日常生活動作（ADL）が保たれている場合は、末期のがん患者さんでも、今、置かれている自分の状態を「ありのまま」に受け入れるのは難しいことがある。

J. R. Lunneyらのコホート研究(注1)によると、死が間近に迫った人の臨床症状は、四つのタイプに分かれるという。その中で、末期がんの患者はかなり良好な機能が維持され、死の数週間前あるいは一か月前になって初めて死を予期させる衰弱が生じると述べられている。緊急事態が起きて初めて自分の置かれている危機状態に気づくことが多いのだそうだ[8)]。

在宅医が、「あなたが亡くなった後、お子さんもいないのだから奥さんはどうするのか、ごきょうだいたちに頼むのか、それとも施設を探しておくのか、はっきりさせておかないと奥さんが路頭に迷いますよ。僕がごきょうだいに気持ちを聞いてあげましょうか」と彼の了解をとって、きょうだいに電話をしたところ、自分たちには世話をする気持ちがないことをはっきり告げられた。それからケアマネジャーを中心に、家の片づけや妻の今後のことを考え、行動し始めたが、妻の行き先が見つからないままに彼はこの世を去った。お葬式のことや延命処置はしてほしくないことなど、自分自身については細かなことまで書き残していたが、後始末をするまでの時間はなかった。結局、「できない」と言っていたきょうだいが、仕方なく家の処分や妻の行き先などに責任を持つことになった。

積極的な治療を拒んで、家で緩和ケアを受けたいという固い決意のもとにスタートした在宅緩和ケア。実に見事に最期の日々を送られたように見えた。しかし、彼が死ぬ前にしておかなければならないことが実はまだたくさんあったのだ。そして、間に合わずにきょうだいの世話になることになった。きょうだいは「立つ鳥跡を濁していった」と、不満気な様子であった。あれほど計画的に生きて死を迎えようとしていた人なのに……。しかしこれが現実なのだと思う。

彼は亡くなる一か月くらい前から、胸水がたまり始め、息苦しさも感じるようになった。やがて思うように身体も動かなくなっていったが、ヘルパーの助けも借りて生活をし、定期的に訪問する医師と訪問看護師によって症状はコントロールされていた。そして、苦しむことなく、静かに最期のときを迎えた。

認知能力の落ちた妻だったが、訪問看護師に夫の死を知らせる電話をかけることはできた。しかし、知らせを聞いた訪問看護師が駆けつけたところ、妻は「母に知らせなくては」と言って、テレビのリモコンを持って一生懸命、電話をかけようとしていたそうだ。母親はとっくに亡くなっているというのに……。

多くの死を看取ってきて、人の死にはいろいろあることを実感している。死は本人一人だけのものではなく、家族のものでもある。そして地域にとっても、そこに文化を築いた大切な人を失うことだと感じている。

パリアンはチームでケアを提供し、在宅死率は九十六パーセントを超えている。在宅死率だけでケアを評価することは難しいというのが一般的な意見であるし、在宅死にこだわっているわけではない。また、経過中にいろいろな理由で緩和ケア病棟や一般病院へ入院を希望する人もいる。

しかし、患者さんと家族が安心できるケアを受けていれば、「家にい続けたい」という思いが強くなり、結果として家で最期を迎えられるのだと思う。では、どのようなケアをすれば、死を前にした人と家族が安心して過ごせるのだろうか。

穏やかな死ばかりではない

在宅での死は、穏やかで静かなものばかりではない。「華々しい死」とでも言おうか、家族や訪問看護師を慌てさせる死もある。

六十代の上咽頭がんの患者さん。ケアが終わって帰ろうとしたとき、何か様子がおかしいと思ったら、局所から出血が始まった。予想していたこととはいえ、目の前で大量に血を吐く患者さんを見て、私は慌ててしまった。医療者は私一人。患者さんの妻と二人で対応にあたった。彼女は実に落ち着いていて、慌てる私を諭《さと》すように言った。

「川越さん、いつか大出血をするかもしれないと、（あなたが）私に教えてくれたでしょう。『そのときは、できるだけ本人に血が見えないようにさっとぬぐって黒いビニール袋に入れよう』と言ったではないですか」と。さらに、「レッド・ブランケット(注2)の話をしてくれて、『出血が起きたら私たちもそんなふうに冷静に対処しましょうね』と話したでしょう」と言いながら、黙々と血をぬぐっては黒いビニール袋に入れていた。

言った当人の私が慌てていたが、事前の指導がよかったのか（?）、妻の落ち着き払った対応は実に立派なものだった。私は準備していた吸引器で患者さんが血液を誤飲しないように吸引し、医師の指示で止血剤を静脈内注射した。医師が到着したころには、血圧が下がって出血は止まっていた。患者さんは「お騒がせして申し訳なかった」と医師に手を合わせていた。それから一週間後、静かに家で息を引き取った。

他日、八十代の咽頭がんの患者さんが夜中に出血をした。緊急当番の訪問看護師が駆けつけたが、妻は慌てていて、「救急車を呼ばなくてよいのか」と看護師に迫ったそうだ。これまでにも、出血したときの対応は何度も伝え、救急車で入院するか家で対処するか、たびたび話し合ってきた。そして、「病院に入院しても同じ処置しかできないのなら、もう入院は嫌なので、家で対応してほしい」と言っていたはずなのに……。電話で医師から説明をしてもらって、妻はやっと落ち着いた。夜中ということもあり、訪問看護師は動揺している妻を置いていけずに三時間も付き添っていたそうだ。そしてその翌日、患者さんは再度局所から出血して家で最期を迎えた。

この患者さんは咽頭がんのため気管切開をし、声が出せない状態で退院した。また、誤嚥のおそれがあるということで胃瘻《いろう》から栄養剤を入れていた。しかし、自宅に帰って、気管カニューレ（呼吸ができるよう、また、痰が吸引できるよう、気管内に挿入する管）を自分で抜いてしまった。ところがなんと、ケガの功名か、声が出せるようになり、話ができるようにまでなった。そして、痰が詰まることもなかった。胃瘻への栄養剤も、病院で指示された量を入れると胃瘻の周囲から漏れるようになり、少しずつでも口から食べられるのだからと、胃瘻も閉じた。

最期を看取った妻と息子は、「先生や看護師さんが言われたとおりの最期でした。でも、説明を受けて、救急車は呼ばないと決めていたのに、いざその場に直面してみると慌ててしまって……。病院では、退院指導でケアについて神経質なほど細かく指導されました。声を奪った気管カニューレを外し、胃瘻も閉じて口から食べられるようになり、まるで奇跡のようでした。最期は家で過ごせて本当に幸せだったと思います」と言われたそうだ。

在宅での看取りに欠かせない「死の教育」

このように自然の経過とはいえ、急変を乗り越えて最期を迎える患者さんもいる。しかしそれでも、在宅で最期を迎えられるのは、現在の病状とこれから起こり得ることを詳しく説明し、在宅緩和ケアに従事する私たち医療者と家族がどのような対処をするのがよいか、事前に話し合っているからだと思う。私たちはこれを「死の教育」と呼んでいる。

死の教育は、Alfons Deeken 氏（東京・生と死を考える会名誉会長、上智大学名誉教授）が提唱した「死の準備教育」の中に含まれる概念かもしれないが、死を前にした人と家族に、一般的なことを知らせるのではなく、死に至るまでに起こるであろうことを具体的に話し、私たちにできることを伝えることだ。それによって患者さんと家族は、死まで「どのように生きていこうか」「どのように支えていこうか」と自分たちのこととして考えることができる。そして、つらい現実を目の前にしても、自分たちの人生を生きて、安心して家で過ごせるようになるのだと思う。

死の教育は、「死」までの自分の「生」を医療者に委ねてしまうのではなく、自分で創っていくために必要なことである。入院をしてはいけないと言っているのではない。必要なときは病院の力を借りなければならないが、不必要な入院は避けるようにしなければ、家にいたいと願っている人を支えることは難しい。

「在宅ケアの限界で入院」と私たちは安易に言うが、実は在宅ケアチームがどのようにケアをするかにかかっている。入院は「在宅ケアの限界」ではなく、「在宅ケアチームの持つケア力の限界」なのかもしれない。

全国の訪問看護師が集まる研修会で、一人の訪問看護師さんがこんな問いかけをした。家でお世話をしていた末期の肺がん患者さんが喀血して、医師の判断で救急車を呼び、病院に搬送され、その翌日に病院で亡くなったそうだ。家族が「入院をしてもこんなにすぐに死ぬのなら、救急車なんか呼ばないで家で最期まで看てやればよかった」と、後悔の気持ちを訪問看護師にぶつけてこられたという。「皆さんはこのようなとき、どのようになさっていますか」という問いかけだった。

喀血が起こり得ること、そのときどのように対処するかをきちんと説明しておく「死の教育」が家族に対してなされていたなら、喀血しても苦しみが緩和されていれば、入院ということにはならなかっただろう。訪問時、今の病状とこれから起こり得ることを説明し、対処方法を家族とともに考えておくことが、在宅で安心して長く過ごせるコツかもしれない。

安心を保証するケアが在宅での看取りにつながる

パリアンに相談にみえる患者さんには、はじめから「家で死にたい」と思っている人はほとんどいない。「もう決して病院には行きたくない。何があっても家で死ぬのだ」と決意を固めている人はいるが、まれである。

多くの人が、「今は家で過ごしたいが、痛みがひどくなったら入院しなければ」「家族で看られなくなったら、緩和ケア病棟へ入院しよう」などと考えている。それでも在宅でケアを受けているうちに、これなら家にいられる、入院する必要はないと思い始め、最期まで家で過ごす人も多い。

七十代の膵臓がんの患者さん。息子さんと二人暮らしで、最初から「息子に介護は無理だから、いずれ緩和ケア病棟に入院したい」という意思を持っていた。その意思を尊重し、緩和ケア相談外来を受診して緩和ケア病棟に入院登録しておくことを勧めた。患者さんはモルヒネを服用して痛みを緩和しながら二週間あまり家で過ごしたが、徐々に自分のことができなくなった。訪問看護師やヘルパーが支援したが、息子さんへの遠慮もあり、「緩和ケア病棟に入院したい」と言い始めた。私たちから見れば、「十分に家で生活できるのに」と思われたが、患者さんの意思は変わらず、緩和ケア病棟へ入院となった。「自分が家にいたい」という思いより、「息子に迷惑をかけたくない」という思いが強かったのだろう。

それとは反対に、「いずれは緩和ケア病棟に入院する」と、緩和ケア相談外来を受診して緩和ケア病棟への入院登録を済ませていた人が、入院せずに最期まで家で過ごすこともたびたびある。

はじめは、「家でどんなケアが受けられるのか」「痛みは抑えてもらえるのか」「何かあればすぐに医師や看護師が来てくれるのか」などの不安がいっぱいで、家で最期まで過ごせるはずがないと思っていたらしいが、症状は緩和してもらえるし、訪問看護師が世話をしてくれて、二十四時間いつでも連絡がついて、介護保険のサービスも使える──「これなら、家にいることができる」と思い始めたのだ。

八十代の膵臓がんの一人暮らしの女性。定年まで、あるホテルに勤めていた。外来通院をしていたが、通えなくなったため、パリアンに訪問診療と訪問看護の依頼があった。初めて訪問したときは、トイレまで歩くのがやっとで、痛みに苦しんでいた。

私たちが入る前から、生活支援のためにケアマネジャーとヘルパーの支援を受けていた。ケアマネジャーは、今後のことを決めるために遠方に住む弟と妹を呼び、これからのことを話し合ったそうだ。しかし二人とも高齢で遠くに住んでいるので、世話をすることはとてもできないとのこと。ケアマネジャーは、「緩和ケア病棟に入院するほか、道はない」と二人に説明し、緩和ケア病棟に入れるよう説得した。本人は家にいたいという思いが強かったが、ケアマネジャーの説明で納得し、その考えにすべてを委ねたらしい。

その後、訪問診療と訪問看護が定期的に入るようになり、痛みをとっていろいろな症状に対処し、さらに入浴介助や清拭もしたりする中で、患者さんが訪問看護師と心を通わせるようになると、「緩和ケア病棟に入る」という思いが消えていった。

適切なケアを受けるうちに安心し、家で過ごせると思い始めたのだと思う。

このように在宅緩和ケアは、最初から「在宅での死」をゴールに定めているわけではない。安心を保証するケアが、在宅死というゴールを生み出しているのだ。人の死はさまざまであるが、家にいたいと望む患者さんを支えるために、在宅緩和ケアのプログラムにのっとって、在宅緩和ケアチームをつくり、チームで患者さんと家族を支えていきたいと思う。

そして、訪問看護師一人一人が死までの生を支え、安らかな死に導く専門職として、その力を高めていかなければならないとあらためて感じている。

（注1）特定の地域や集団に属する人々を対象に、その健康状態と、生活習慣や環境の状態などといったさまざまな要因との関係を長期間にわたり調査する研究。
（注2）終末期で大出血を起こしたときは、処置をしようと動き回らずに、血液が目立たない赤い毛布で患者の体を包み、その上から抱きしめること。大出血を起こした際は寒さを感じるので保温するとともに、患者の死に向き合うつらさを支えるため。

「訪問看護パリアン」の一日

「最期は家で過ごしたい」と願う患者さんのケアに奔走《ほんそう》する。そんな私たちのある一日を紹介しよう。

私たちの在宅緩和ケアチーム

朝九時に肺がん患者さんの家族が相談にみえた。がん専門病院の外来で、「呼吸苦がひどいので入院しなさい」と医師に言われたが、本人が「家に帰りたい」と言うので連れて帰ってきたのだという。

がん専門病院の医師ですら、在宅療養という選択肢を持ち合わせていないのか、在宅では緩和ケアは無理だと思っているのか。そうだとしたら、患者さん自身が「家に帰ります」とよほど強く主張しない限り、在宅で過ごすことは難しい。

その患者さんの家族は、まずパリアンの相談外来で病状を踏まえて在宅ケアの方針について医師と話し合った。その結果、呼吸苦の緩和が早急に必要と医師が判断したため往診し、モルヒネを処方。薬局からは薬剤師が服薬指導で訪問し、医療機器業者も酸素供給装置の設置に訪れた。そして、看護師も訪問して服薬指導し、「お風呂に入りたい」と言う患者さんの希望で入浴介助をした。また、患者さんは介護保険の認定を申請していなかったので、ケアマネジャーが地域包括支援センターに連絡をとって代行申請をし、翌日、電動ベッドが届く手配を整えた。

このすべてが終了したのは午後二時。相談にみえたときには、不安や悲しみ、つらさで涙を流しながら余命の限られた患者さんのことを話していた家族であったが、短時間で在宅療養のすべてが整えられ、患者さんの苦痛も緩和され、そして夜中でも休みの日でもいつでも訪問看護師が対応することを聞いて心底安心したのか、訪問した看護師によると、

「朝とはまるで違う表情になっていた」という。

がん患者さんの在宅ケア期間は平均一か月。迅速性が要求される。それが皆よくわかっているため、パリアンの医師や看護師だけではなく、薬剤師もケアマネジャーも、そして医療機器業者や地域包括支援センターの人も、「できません」とは言わずにすぐに動く。それは日ごろから連携をとってがん患者さんの在宅ケアをしているからでもある。これこそ理想の在宅緩和ケアチームと言えるかもしれない。

たとえば、医師から余命二週間と判断されている患者さんであっても、人間の命は科学だけではは かることができない。精一杯自分の命を生きてほしい。そのためのお手伝いをさせてもらいたいと、私たちチームは願いながらケアにあたっている。

パリアンが開くがんサロン「サロン・ド・パリアン」

今日は昼にパリアンで週に一度のがんサロン「サロン・ド・パリアン」が開かれる日。ボランティアの手料理とスイーツを食べながら、がん患者同士が集い、語り合う。医師や訪問看護師、ケアマネジャー、ヘルパーも席に空きがあれば参加する。時には遺族も訪ねてくる。悲壮感などはない、楽しい寄合所のような雰囲気だ。

サロン・ド・パリアンは、今から十数年前、あるがん患者さんが「一人で家にいるのは寂しい」と訴えたのがきっかけで、デイホスピスとして出発した。細々とであるがこのように長く続いているのは、ボランティアの働きが大きい。そして、参加する患者さんたちがサロン・ド・パリアンの意義を感じてくださっているからだろう。

これまで、参加した人たちからは、「家族にすら言えないことでも、同じ病気で気持ちをわかってくれる仲間となら安心して何でも話せて、精神的に楽になった」「私より大変なのに前向きに生きている人に勇気づけられた」「病気を意識して家にこもりがちだったけれど、出かける場ができた」「あなたはここで生きていてよいのですよ、というメッセージをもらえた」「家ではのどを通らない食事が、ここで一緒に食べると不思議と食べられる」などの言葉が聞かれた。

サロン・ド・パリアンのプログラムをつくるにあたっては、英国の研究を参考に、参加者の〝feel comfortable, feel of value, feel less isolated〟(心地よさを感じ、自分の価値を認識する、孤立感を軽減する）を目指して組んだ。結果、参加者が「ともに食し、語り合い、学び合う」場となった。

さて、この日のがんサロンでは、乳がんの患者さんが、佐野洋子さんの『ヨーコさんの〝言葉〟[9]』から、「こんぐらがったまま、墓の中まで」という一節を紹介してくれた。

（前略）切っても切れない血縁のしがらみの中で泣き、怒り、疲れている日本人はしかし、その血縁の中で自分を生かして来た。

今、急激に日本人は変化しつつある。縦につながって来た血縁を私たちは個の確立のために切ろうとしている。

そして個になっても人間は個だけでは生きられないことを知り、孤独に追い込まれてゆく。

「人に迷惑をかけない、かけられない」という戦後日本のモラルを再検討すべきではないか。

泣き泣き人の迷惑をひきうけ、泣き泣き人に迷惑をかける、これは大変なことであり、精神力と体力と経済力のかぎりを要求されるが、憎むべき相手も持たないベルリンの老婆たちの孤独を思う時（注）、やぶれかぶれに、人間関係複雑で糸目がどこにあるやらわからず、こんぐらがったまんま墓の中までもつれ込みたいと思うのである。

この言葉を聞き、私は深く考えさせられた。そして、乳がんの彼女がこの言葉をかみしめ、何を思いながら日々を過ごしているのだろうかと、彼女の気持ちに思いを馳せた。佐野洋子さんのこの言葉に、「そうだ、そうだ」ともろ手を挙げて賛成できない自分がいる。しかし、「そうかもしれない」と思う自分もいる。

先に述べたように、末期がんの患者さんの在宅ケア期間は短い。一方、先が見えない高齢者の在宅介護にはいつか無理が来る。だからこそ、「自宅ではない在宅」が必要だと私自身、二十年前には考えていた。時を経た今、特別養護老人ホーム（特養）だけではなく、有料老人ホームやサービス付き高齢者向け住宅（サ高住）、グループホーム、軽費老人ホームなど、「自宅ではない在宅」とでも言うべき施設が多くでき、高齢者ケアは本人の意思というより、家族の意思で次々に施設へとその場所を変えている。

私も、要介護5の母を連れて、何度有料老人ホームを見学しただろう。しかし、母の「ここにいさせてほしい」という言葉で、家での介護を続け、家で看取った。

施設に入れば、介護保険サービスが難なく利用限度額まで使える。在宅ではケアマネジャーのアセスメントに基づいてケアプランが立てられ、また、行政の引き締めもあるため、サービスの必要性が厳しく問われる。希望どおりのサービスは使えない。施設に入所している高齢者への介護保険からの支出は、家にいる高齢者の二〜三倍とか。もっともな話だ。在宅医療を担う医師も個々の患者さんの自宅へ訪問するより、施設で何十人も一度に診たほうが実入りがよい。

ある医師は、グループホームを九か所も訪問しており、担当している患者さんが百人以上いると言っていた。訪問服薬指導をしている薬剤師もしかりだ。「在宅医療」がいつのまにか「在施設医療」になっている。国民が求めていることなのかもしれないが、在宅医療が力をつけなければならないというのに、医療が必要になれば入院して、健康管理だけを在宅医療が担うというのでは、在宅医療とはいったい何なのかと問わざるを得ない。

私たちが長く訪問看護をしていた一人暮らしの高齢者が施設に入所することになった。八十二歳で心疾患があり、訪問介護を利用しながらデイサービスでリハビリなどを受けていたが、脚が弱り、近くに住む家族が心配して入所が決まった。特養への入所を希望したが、すぐには入所できずに、他区の施設で一年半（この患者さんの要介護認定の有効期間内）のショートステイを利用した後、同施設が運営する特養に入所できるように配慮してもらったそうだ。

要介護1でショートステイの利用を始め、ショートステイを利用している間に要介護3になって特養に入所する。これが、介護保険制度がめざす高齢者の自立支援の現実の一面だ。

患者さんは「子どもたちがときどきのぞいて世話をしてくれれば家にいられるのだが……」もうあきらめた」と施設入所を決めたという。施設入所がよかったのか悪かったのか、私にはわからない。

私の母は一か月に五日間、ショートステイを利用していた。利用する三か月前の月初めの朝九時に申し込まなければ、すぐに満床になってしまっていた。一方、一年半もショートステイのベッドを占有している人もいるという——だから、在宅で療養する人たちがショートステイを利用しにくくなっているのではないだろうか。在宅療養者に手厚いサービスを考えてほしい。要介護者がいても、家族が働いていけるような制度にならないのだろうか。介護保険への不満を持ちながら母の介護を続ける当時の私の心に、佐野洋子さんのこの言葉は響いた。

最期を家で過ごすことの意味を再確認する

夜の十時五十分、六十三歳の咽頭がんの患者さんが静かに息を引き取った。家族からの連絡で、緊急担当の訪問看護師が車を走らせて訪問し、死の三徴候（心拍動停止、呼吸停止、瞳孔散大）を確認したため、医師に連絡。医師が死亡確認をして、訪問看護師は家族と一緒に死後のケアをした。熱いタオルで、生きていたときと同じように体を拭き、黒帯の柔道着を着せたそうだ。柔道の指導者だった彼には最高の死装束だったろう。

患者さんは、大学病院を退院して一か月弱、自宅で過ごした。私たちが想像していた以上に長い在宅での生活だった。胃瘻を造設して退院する予定だったが、三十八度台の熱が続き、医師は「二週間後でなければ胃瘻は造設できない」と説明した。それを聞いた妻は、在宅ケアを引き受ける医師の勧めもあり、「このまま退院させてほしい」と申し出た。大学病院からは、「口から十分に食べられないし、薬も飲めないのに胃瘻を造設せずに自宅に帰してよいのか」と何度も連絡があった。それでも「帰りたい」という患者さんの思いは強かったし、家族もそれを尊重したのである。

家に帰っても三十七～三十八度の熱が出ることが多かった。病院では点滴をしていたため、在宅でも点滴ができることや誤嚥して肺炎になる危険性についても話したが、本人の「口から食べたい」という意思が強く、亡くなる三日前まで口から水分をとっていた。最後にはモルヒネを持続皮下注射で投与することをやっと了解してくれ、自然に穏やかに旅立たれたそうだ。

受け持ちの訪問看護師は、「奥さんの介護する姿から、家族の力の大きさを再認識した」と言っていた。また、家で過ごした一か月弱の間には、念願だった息子さんのライブに行き、柔道の仲間とも語らいのときを過ごしたという。人生の最期を家で過ごすことの意味を私たちにあらためて教えてくれた患者さんだった。

私の、いやパリアンの一日はこのように過ぎていく。がん患者さんや高齢者の最期のときを支えるのは決して楽な仕事ではない。チームで支えているとはいえ、二十四時間拘束され、人生の最大の危機のときをともに過ごすのだ。優しさだけでは務まらない。死にゆく患者さんや家族、そして自分自身と真正面から向き合う強さも要求される。

パリアンの訪問看護師たちは、自分自身と向き合いながら仕事を続けている。そんな彼女らを私は心から尊敬し、誇りに思っている。彼女らは、「もう病院の看護師には戻れないかもしれない」と言う。在宅緩和ケアの意義を身をもって感じているからだろう。

最近、在宅緩和ケアを提供するチームが全国的に増えている。在宅緩和ケアチームの中で、専門性を発揮する訪問看護師が増えていくことを心から願っている。また、在宅での緩和ケアが特別なことではなく、当たり前にできる制度に整備されることを期待したい。

（注）エッセイの前半で、佐野さんが留学したときのドイツ・ベルリンの高齢者の様子をつづっている。

第3章

訪問看護の現場で考えた❷

在宅ケアは家族ケア

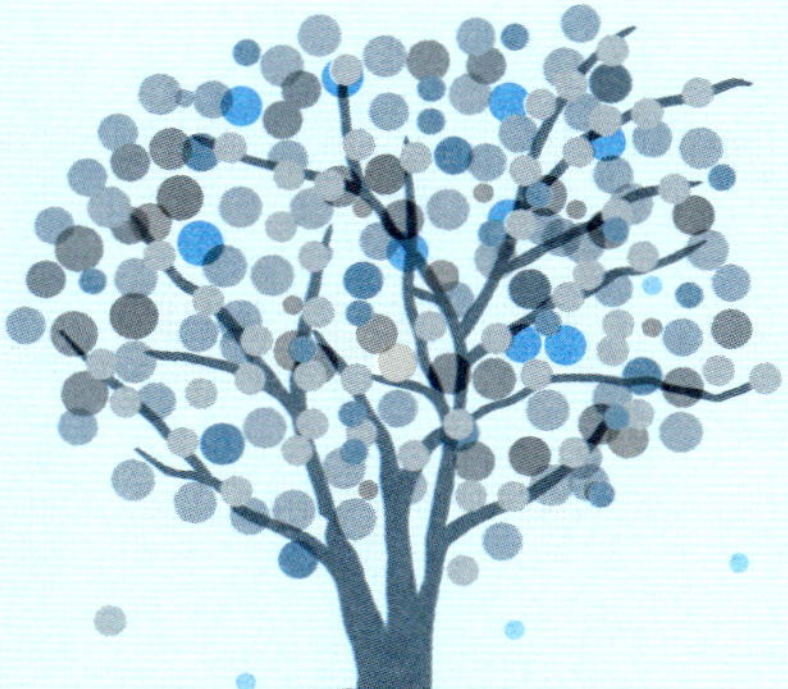

私の介護経験①——義母を看取る

在宅での看取りを家族の視点で振り返る

仕事を続けながら、夫の母と実母を家で介護し、そして看取ってきた。

義母も実母も、老いても気丈に一人暮らしを続けていたが、年を重ねるごとに病気がちになり、自立した暮らしが困難になった。「こんなはずではなかったのに……。子どもたちに迷惑をかけたくない。——でも、仕方がない」と、わが家にやってきたのである。

義母の介護は介護保険制度ができる前の五年間、実母の介護は介護保険ができてからの二年間である。

少し古い話だが、まずは義母の介護について、記憶を頼りに書いてみたいと思う。

在宅で介護することが本当によいことなのか迷う

訪問看護師の視点ではなく、家族の視点になるが、この経験は訪問看護師としての私にいろいろな学びを与えてくれたと、今では感謝している。

しかし、子育てと仕事を両立させながらの義母の介護は大変で、訪問看護師をしている私でさえ、在宅で介護することが本当によいことなのか、介護する家族の立場で迷ったこともあった。そして、迷うたびに、夫や子どもに愚痴を言ったり当たり散らしたりしたこともあった。

私は次男の嫁。夫は五人きょうだいの四番目。しかも私は二人の子どもを育てながら訪問看護の仕事をしている身。「それなのになぜ私が」という気持ちがあったことは確かだ。「子どものいない、近くに住む長女がなぜ看ないのか」「長男の嫁は仕事も持っていないのに……」と夫のきょうだいを恨んだこともあった。心身ともにぎりぎりのところで生活していたように思う。

義母をわが家で預かることは、きょうだいが集まって家族会議で決めたことだった。しかしこの家族会議には、実の娘と息子だけが集まり、それぞれの連れ合いは外野に置かれていた。いくら話し合ってもなかなか解決策が見つからず、いら立った雰囲気から逃げ出したくなったのか、夫が「僕が看るから」と言って母の介護を引き受けたという。きょうだいたちも「できることは何でも協力するから、お願いしたい」と、一件落着となった。そのことが私たち家族に何をもたらすのか、実際に介護をする私にどれだけの負担がかかるのか、夫には気づく由もなかったのだと思う。

義母の世話を通して得た多くのもの

義母は独立独歩の人で、できるだけ自立した一人暮らしをしたい、という意思を持っていた。

広島で一人暮らしをしていたが、大学教授を定年退職し、自分のきょうだいや子どもたちが暮らす東京に引っ越してきた。もともと肝臓や心臓が悪く、広島でも入退院を繰り返していた。一人暮らしなので、気ままに食事をし、生活は健康的とは言えなかったようだ。東京に来てからは、私たち次男家族と長女家族が住むマンションの別の部屋で一人暮らしを始めた。近くには長男・三男家族も住んでおり、恵まれた環境での老後を過ごしていたと言えよう。最初は長女が義母と一緒に出かけたり、食事をしたりして世話をしていた。楽しく過ごしている義母を見て、私は「義姉に任せておけば安心」と仕事に熱中していたが、やがてそれも限界を迎えた。

認知症状が出始めた義母は、鍋を焦がす、ガスの種火がつけられなくなる、訪問客との約束を忘れて外出してしまう、夜中に熱にうなされながら廊下にうずくまっている、トイレが間に合わない……。「一人暮らしはこれまで」と義母自身も感じたようで、「病院に入院したい」とか「有料老人ホームで世話になる」と言い始めた。

「子どもたちには迷惑をかけたくない」が義母の生き方だったが、すでにそのころ、病院は治療がなければ長期入院はできなくなっていたし、でき始めの有料老人ホームは、年金に頼っている義母の経済力では入所することが不可能だった。そこで、先の家族会議になったというわけだ。

私が義母を看ることは降って湧いた予期せぬことだったが、承諾するにあたって条件をつけた。

「仕事は辞めないで続けさせてほしい。そのために、きょうだいにはできるだけ手伝ってほしい」。

私は介護の週間予定表をつくって、きょうだいに介護の割り振りをした。それに心よく応じてくれたきょうだいたちは、夕食の当番などを実に見事にこなしてくれた。おかげで私は仕事を続けることができた。しかし、それも長くは続かなかった。

きょうだいたちにもそれぞれの生活があり、「今日は行けない」とか「予定の時間に遅れる」とかいうことが多くなり、私たち家族の生活まで乱されることになった。

嫁の立場で、夫のきょうだいを動かすことなど所詮、無理なことだったのかもしれない。義母のことを愛し、いつも心にかけている優しいきょうだいなのに、やはり、自分たちの生活が優先されたのだと思う。「自分の生活が乱されない程度に母の世話をしたい」という思いだったのだろう。当たり前と言えば当たり前のことだが、自分の生活を変えずに年老いた親の世話などできるものだろうか。

私は義母を看るようになって二年目のクリスマスに、その心境をきょうだいに宛ててしたため、クリスマスプレゼントと一緒に贈った。


「どうしてそのようなことがありえましょうか。わたしは男の人を知りませんのに」

「わたしは主のはしためです。お言葉どおり、この身に成りますように」

毎年毎年クリスマスになると読まれる、ルカによる福音書の中に出てくるマリアへのお告げの箇所です。マリアの従順(注)が、疑いの多い私の心にいつも鐘のように鳴り響きます。

でも今年のクリスマス、このメッセージには、いつもの年とは違う響きがありました。そしてこんなにあふれる涙をもって、心に染み入るように聞いたのは初めてでした。神さまが私のために語りかけているような気がしました。

母と一緒に暮らすようになって二年近くが過ぎました。母がわが家へ来たことが本当によかったのかと思うこともありました。しかし、高齢者のさまざまな現状を知るにつれて、これでよいのだと思うようになりました。母にとってみれば百パーセント望ましいところではないかもしれませんが、この与えられた場所で豊かな老後を過ごしてもらいたいと願っています。

母が老いて弱ったこの一年、一つの命を預かり、一人の人の世話をするということは周囲の者の犠牲なくしてはあり得ないということがわかりました。母のために少しずつ生活を変えました。自分の時間を母のために使いました。でもその犠牲は母のためではなく、私たち自身のためだったということに気づかされています。母の世話を通して私たち家族は目に見えない多くのものを与えられました。

新しい年も家族一緒に肩を並べ、主なる神を仰ぎつつ、そよ風のように暮らしていきたいと願っています。新しい年もどうぞよろしくお願いいたします。

訪問看護ステーションのスタッフに支えられて

もともと心臓が悪く不整脈のあった義母は、近くの総合病院へ定期的に通院していた。

しかし、心房細動に起因する多発性脳梗塞を起こすようになり、それに伴って認知症状が出るようになった。

きょうだいの定期的な介護が期待できなくなってからは、ボランティアに来てもらって義母の話し相手や散歩の付き添いをしてもらったが、それも時間と日数が限られ、私が毎日仕事をすることが難しくなった。

鍵をかけておいても自分でドアを開け、あてもなく出歩くこともあった。仕事中に駅員さんから電話で「お宅のお母さんが駅に来て、何かわからないことを言っているので、すぐ来てください」と呼び出され、急いで行ってみると熱を出していて、「教え子が呼んでくれたので、その子の家に行く」のだと言い張った。訪問先で出会う、認知症の人を看る家族の大変さも味わった。

こうなると、私の留守中に介護してくれる人を本気で探さなくてはならない。保健師さんにも来てもらって相談したが、残念ながら私が仕事を続けることができるほどの解決策は見つからなかった。

「お金を出して家政婦さんをお願いするしかない」。たどりついた結論はそこだった。

朝九時から夕方五時まで家政婦さんにお願いする。私は朝七時三十分には仕事に出て、帰りは夜七時か八時になる。子どもたちは中学生と高校生。家にいることもあるが、義母が一人になる時間帯もあった。「その間に何かあっても文句は言わない」と、夫に頼んできょうだいに了解をとってもらった。家政婦さんは三人目でやっと相性がよいというかぴったりくる人に巡り合い、私は安心して仕事を続けられた。

介護をしながらというハンディを背負いつつ仕事が続けられたのは、当時、所長を務めていた訪問看護ステーションのスタッフに助けられたからだ。もう仕事はできないと思ったとき、スタッフの一人が、「在宅ケアを支えている私たち訪問看護師が、親の介護のために仕事を辞めるなんて……。できるだけ協力するから辞めないで」と言ってくれた。

スタッフにはいろいろ迷惑をかけ、支えてもらった。職場の理解がなければ、介護と仕事は両立できなかっただろう。よい家政婦さんに出会えたことも大きかった。でも、家政婦さんに支払う経済的な負担も大きかった。義母の年金だけではとても支払えない額だった。

尊厳を守る上で問題になるのは自分のことができなくなったとき

多発性脳梗塞を繰り返す義母は後遺症の麻痺も残り、懸命のリハビリにもかかわらず寝たきり状態になっていった。そしてついに口からは水分しかとれなくなり、夫と私はこれからどのように看ていくか迷いに迷った。それは、義母がわが家に来たとき、こう約束をしていたからだ。

「私はあなたたちの世話になるけれど、私の人間としての dignity（尊厳）を守ってほしい」。

しかし、食べられなくなった義母の dignity をどのようにして守るのか。点滴を続けるのか、胃瘻を造設するのか。元気なときは自分で守れる dignity。本当に問題になるのは、自分で自分のことができなくなったとき、まわりの者がどれだけその人の dignity を守れるかなのだと、遅ればせながら気がついた。

義母が「私の dignity を守れ」と言ったとき、私は、「お義母さんの dignity も大切だけれど、私にもdignityがあります」と言った覚えがある。しかし、とんだ「ばか嫁」だったと反省した。私はまだ自分自身でdignityを守ることができるというのに。

義母は長い寝たきりの生活に耐え、私たち家族に無形のいろいろな財産を残し、自宅で家政婦さんと学校から帰ったばかりの孫娘に見守られて、この世での生を閉じた。私はいつものとおり、訪問看護の仕事をしていたときだった。

尊厳を守るとはどういうことなのか考え続けていきたい

義母を看取り、介護保険が始まっていた二〇〇二年、厚生労働省老健局長の私的研究会として「高齢者介護研究会」が立ち上げられ、私はメンバーの一人として訪問看護師の立場で意見を述べる機会を与えられた。この研究会は、高齢者の尊厳を守るには地域包括ケアシステムが必要であるという概念を示した「二〇一五年の高齢者介護～高齢者の尊厳を支えるケアの確立に向けて～」として報告書をまとめている。

研究会では、座長の堀田力先生（当時・さわやか福祉財団理事長）のご意見で、二〇一五年の介護のテーマは「尊厳を守る介護」にしようということになった。そして、尊厳を守るとは具体的には何なのかという問いに対して、この研究会では「今まで紡《つむ》いできた人間関係を切らないこと」「住み慣れた地域に住み続けること」という考えが示された。

「尊厳を守る」という大きなテーマは、具体的にはどういうことなのか、私たちはいつも日常生活の小さな出来事の中で考えていかなければならないのだと思う。義母が願った人間としての尊厳を私は守れたかどうか、天国にいる義母に聞いてみたい気がする。

（注）神の使いガブリエルから処女懐胎（イエス・キリストを身ごもっていること）を告げられたマリアが、神の言葉を信じ、その言葉どおりになるように願ったこと。

私の介護経験②——実母を看取る

予期せぬことがまた起きた

義母を家で介護し、看取ったことで、大きな仕事を成し終えた気持ちになった私は、自分の時間がすべて自分のために使える幸せを味わいながら生活していた。ところがそれから二十年後、今度は実母と一緒に住むことになり、介護がまたも私の肩にのしかかってきた。私は気がつけばすでに六十五歳。介護を始めたときの義母の年齢になっており、自分が子どもたちの世話になりたいくらいであった。

「あなたができないこと以上の苦難を神さまは与えない」という有名な聖書の言葉があ

るが、年齢を重ねた私に、母の介護が本当にできるのだろうか。老老介護が増えていると
いう現状を、わが身のこととして実感することになった。

しかし、時代は義母のときと違い、介護の強い味方「介護保険制度」がある。介護の様相は二十年前とはがらりと変わっていた。実母を介護しながら、介護保険制度のありがたさを感じると同時に、その矛盾も、身をもって感じていた。

母がわが家にやってきたとき、すでに八十九歳。十九歳のときに嫁いで以来、広島の片田舎に暮らし続けてきた。夫（私の父）と力を合わせて会社を起こし、地域では名の知れた企業に成長させた。地域の人々からも信頼され、ＰＴＡ会長、婦人会会長、民生委員などを歴任し、いわゆる地域の名士として過ごしてきた。ゴルフのプロアマ選手権で優勝した経験もあり、この年代で三十代から車の運転をしていたというのだから、「スーパーおばあちゃん」を地で行っていたと言えよう。

夫が死んでからも会社の会長として存在感を示し、大きな家でお手伝いさんを雇って一人暮らしを続けていた。会社は息子（私の兄）が継いでそれなりに安定していたので、安泰な老後の暮らしが約束されていた。しかし、頼りにしていたその息子が肺がんで亡くな

り、息子の嫁との折り合いはよいとは言えず、お手伝いさんも年老いて、大きな家を維持しての一人暮らしは困難となった。

しかも、年とともに体のあちこちに故障が現れ、脊柱管狭窄症、関節リウマチ、心筋梗塞などを抱え、まさに病気の問屋のようだった。常に体中の痛みを訴えて、知り合いの医師を総動員しても、症状が劇的に回復することはなかった。母は「どの医者に診てもらっても自分の痛みをとってくれない。やぶ医者ばかりだ」と言って、ドクターショッピングをするようになった。

夜中でも、「点滴に来てほしい」と診療所の医師に電話して往診を頼んだり、また、専門医を紹介されて入院をしたりしていた。一人暮らしの高齢者が、自分勝手な判断をして自分の思いどおりに医師を動かすわけだから、医師からは「不定愁訴が多い問題患者」のレッテルを貼られた。

さらに悪いことに、リウマチの治療で投与されたステロイドの副作用で口内炎がひどくなり、義歯を外している時間が長くなって、すっかり義歯が合わなくなった。そのため、ミキサー食しか食べられなくなり、咀嚼能力も落ち、味覚が変わってしまった。要介護4

の状態で介護保険サービスも使って、生活をどうにか続けていたが、痛みと食事がとれないことが一番の困りごとで、医師からは「施設入所か、家族の誰かが一緒に住むか」の選択を迫られた。

そこで、後先を考えない私と、お人よしの私の夫が、次女とその夫という立場であり、義母のときと同じように「なぜ私たちが」という思いもあるにはあったにもかかわらず、東京へ引き取り、世話をすることになった。人生には予期せぬことがしばしば起きるものだ。それを避けて通るのも、真正面から立ち向かうのも自由だと思う。

「呼び寄せ老人」の不幸はたくさん見てきたけれど……

思うがままのわがままな一人暮らしを続けてきた母が、東京に来て、私たちと一緒に住むという一大決心をした。

広島の大きな家には山ほどの家財。対して、一部屋しか与えられない東京での生活。長い間住んだ故郷を捨て、紡いできた人間関係を捨て、新しい地へ越してくる。それも九十近い高齢者が。母にとっては不安を伴った本当に大きな決断だったに違いない。私は、人の尊厳とは「今まで紡いできた人間関係を切らないこと」「住み慣れた地域に住み続けること」という考えに共感し、自分でもそう言いながら、自分の親にはそれと真反対のことを強いたのだ。

夫も私も長い間、在宅ケアにかかわっていて、「呼び寄せ老人」の不幸をたくさん見てきた。

介護が必要になって、やむなく故郷を離れ、東京に住む子どものところに来た高齢者の多くはそれほど幸せではなかった。自分の子どもといえども、今まで別に暮らしてきて、家族の価値観も文化も違う。そのような家族の中に入って自分を殺し、小さくなって暮らしている高齢者。

また反対に、自分の価値観を押しつけてわがままの言いたい放題で、引き取った息子の家族に危機を引き起こしている高齢者。

息子は年老いた親を東京に呼び寄せて安心している一方、お嫁さんや孫との関係がうまくいかない高齢者。

地域の人と交わることができなくて、家に閉じこもっている高齢者。高齢になってから住む場所を変えることのリスクを重々承知している私。それでもこれしか方法がない場合もある。そのリスクをどのように乗り越えていくか——それが私たちの最大の課題だった。

理想的な形で介護が始まるとは限らない。それをどのように、より理想的なものに近づけていくか。看る者にとっても看られる者にとっても、ともに越えなければならない課題だ。

母の介護を通して教えられる日々

私にも夫にも仕事があり、母を四六時中看ているわけにはいかない。要介護４という判定を受けているが、介護保険サービスだけでは介護できない。午前中は自費と介護保険のヘルパーさんに、夕方の一時間は介護保険のヘルパーさんに依頼した。さらに一か月に一回、四泊のショートステイも利用した。

「仕事を持つ人が、働きながら介護をするには、介護保険サービスだけではとても無理」という一般的な意見はまさにそのとおりで、家族が仕事を辞めて介護しなければならない現状は、介護保険制度のなかった二十年前と変わらないのだと思い知らされた。高い介護保険料を毎月支払い、サービスを使えば自己負担も発生する、ヘルパーさんを頼んだところでケアプランに書かれたこと以外はしてもらえない。

急な病気で訪問看護師さんに来てもらい、医師の指示のもと、抗生剤の点滴をしてもらったことがあった。病院へ行かなくて済んだと喜んでいると、訪問看護師さんが「急なことだったので、ケアマネジャーにプラン変更の連絡をしないで訪問し、後で報告したら、『事前に連絡してから訪問してください』と注意された」と嘆いていた。

介護保険は国の相互扶助制度。自分が使わなくても保険料を支払う義務がある。高い介護保険料を長年支払ってきたことを考えると、母はすべて自費でまかなえた。介護保険はなくてもよかったのではと思うほどだ。

義母も実母も、自分の老後をそれなりに思い描いて準備をしてきた人たちである。子どもたちに迷惑をかけたくない。そのためにお金も準備して、老後の設計を自分なりに立てていた。しかし時代が変わり、自分が描いていたとおりの老後を送ることが難しくなったのだ。私自身も、今考えている老後の過ごし方がそのとき、可能なのかどうか。時代の変化はめまぐるしく、思いどおりにいかないのが人生のような気がする。

早くから施設を探し、施設を終《つい》のすみかにしている高齢者は傍目《はため》にはそれなりに安泰と見える。実際、そのような老後の過ごし方が一番幸せな場合もある。特養が不足している中、特養を増やすことが超高齢社会を迎えたわが国の課題だと考えている人も多い。しかし、それだけで解決するのだろうか。

実父の十五回目の命日。広島の家の大きな仏壇から位牌だけ持って東京に来た母は、位牌の前にささやかな菊の花を飾った。川越家はキリスト教、母は浄土宗。クリスチャンの川越の両親の写真と浄土宗の私の父の写真と位牌が並んで置いてある。キリスト教と浄土宗が何の違和感もなく並んでいる。今までお互いが築いてきた家族文化（宗教）を大切にしながらも新しい家族文化を創るスタート地点なのかもしれない。

「こんなに痩せてしもうて、年内は命がもたん」と言う母。私の夫に「お義母さん、百万円かけましょうか。僕は年内は大丈夫だと思いますよ」と言われ、「かけるのはやめとくわ」と答えていた。人生が終わりに近づき、弱った自分をいたわってほしいという思いから出た言葉でもあったのだろうし、九十歳になっても、一日でも長く生きていたいという気持ちもあったのだろう。

これから先、どのような介護が待ち受けているのか。当時六十五歳の私が八十九歳の実母を家でどのように介護できるのか、私にも未知数であった。ただ母は、「この家で最期までお世話になるからね」と言っていた。

私の友人の訪問看護師さんが、義母を介護し始めて七年、特養に入所を申し込んだそうだ。「もう限界だ」と言っていた。お義母さんも老いが進み、軽い認知症の症状が出て、家族の中で会話もできなくなり、ただ食べたり寝たりしているだけの生活とのこと。

十年間、家で義母を介護をしたけれど、今は有料老人ホームで世話をしてもらっているという友人もいる。

長期にわたる高齢者の家での介護は、介護保険サービスという社会的介護だけに頼っていては難しい現実がある。

しかし、本人の「家にいたい」という思いは強い。母もショートステイに入ると、「早く帰りたいよ。あと一晩の辛抱。『帰りたくない、もっとここに長くいたい』と言う人がいるけど、気が知れん」と言っていた。私の家が母にとっての「わが家」になりつつあったのだろうか。

家が一番。介護する人にとっても、介護される人にとっても家で過ごすことが一番と思えるように、在宅ケアを充実させなくてはと、わが母の介護を通して教えられる日々であった。

突然訪れた最期

母は、東京に来てからは、一度も入院したことがなかった。家で風邪をひいて熱を出しても、すぐに往診医に対応してもらってことなきを得、転んで骨折をしても、近くの整形外科医に高齢者なりの対応をしてもらう。下剤を飲んでいても便秘になり、苦しめば看護師さんが来て浣腸をし、便通を整えてくれる。一人暮らしのときはあれほど入院していたのに。

訪問歯科医に合わなくなっていた義歯の調整をしてもらい、軟らかいものなら食べられるようになった。好きなものをヘルパーさんがつくってくれる。

あと十年は生きるのではないか。私は七十歳までは世話ができるけれどそれ以上は……これからのことを考え込むこともあった。

しかし、人には必ずお迎えが来るもので、母には突然、そのときが訪れた。

広島から私たちの家にやってきて二年三か月の月日が流れたときのことだった。ショートステイで高熱を出し、家へ連れて帰った。とにかく施設を嫌がる母で、ショートステイにも「あなた（筆者）のために行ってやるのだ」と言っていた。

「博美ちゃんごめんね。帰ってきちゃった」と、申し訳ないという言葉とは裏腹に、安心したようなうれしそうな顔をしていた。よほど家に帰りたかったのだろう。

肺炎を起こし、酸素吸入や吸引器を訪問看護師さんが準備してくれた。血管の確保のためにサーフロー（静脈留置針）による抗生剤の投与になった。いつも訪問してくれている看護師さんが来て医療処置をし、汗ばんだ身体を拭き、オムツを替えてくれ、爪が伸びることをいつも気にしていた母の爪をきれいに切ってくれた。立てないくせにポータブルトイレに立とうして転んで打撲した傷を、「痛かったでしょう」と手当てしてくれた。

訪問看護師さんが私に向かって、「吸引はもうやめましょう。痰を引いてもあまり引けません」「抗生剤もこれで最後にしてはどうでしょうか」「酸素もご本人が嫌がられればはずしてもよいですよ」と言った。これは、「もう最期が近いですよ」という家族へのメッセージだった。そう悟った私はむしろ安心して、夜を徹して母のそばで世話をしようと思った。

ショートステイから帰って三日目だったと思う。突然に、手箱を指さし、治療にあたっていた医師である私の夫に向かって、「厚《こう》ちゃんありがとう。あそこにお金が入っているから、あれを厚ちゃんにあげるから……」と言った。夫は今まで母からこづかいをもらったことなどなかった。それなのに……。自分を病院へ連れていかないで家で最善を尽くしてくれてありがとうという気持ちだったのだと思う。

そして、ショートステイから帰って六日後の夜中の一時半、大きな息を二度して母はすべての動きを止めた。九十一年を生ききった静かな最期だった。六日前までは元気にしていた母。人はこのようにあっけなく静かに死んでいくのだと、身をもって私たちに伝えてくれた。母の思いどおりの最期だったろうか。天国の母に聞いてみたい。

すぐに訪問看護ステーションへ電話をした。夜中にもかかわらず、緊急当番の看護師さんが駆けつけてくれた。生きていたときに母をケアしてくれたのと同じように、優しく語りかけながら、死後のケアをしてくれた。

家で穏やかに死ぬ。それも、生の延長線上での自然な死。これは、訪問看護師が死にゆく患者さんと家族を支えてこそ可能になるのだと、私はあらためて訪問看護師さんに感謝した。

家族との接し方

在宅ケアにおける家族ケアの重要性

「家族はケアする人であり、ケアを受ける人である」。

患者さんと同じように家族にもケアが必要であるということが、ＷＨＯをはじめ、各国の緩和ケア基準に示されている。「在宅ケアは家族ケアに尽きる」と極論する人もいるほど、在宅ケアにおいては家族ケアは重要である。

介護における家族の位置づけは、介護保険制度の創設によって大きく変化した。「家族介護から社会的介護へ」というセンセーショナルなかけ声でスタートした介護保険制度。

家族ですべてを担わなくても、介護保険のサービスを利用して介護することができる。家族は家族として愛情を注ぎ、介護はプロに任せればよいという意味合いだったように思う。

しかし、介護保険制度ができて十数年たった今、これは単なるお題目にすぎなかったのではないかと、誰もが感じている。とはいえ、この制度によってもたらされたものも、決して少なくはない。介護保険のサービスがなかった時代に比して、どれだけ介護する人が楽になったことか。高齢者が手厚くケアされるようになったことか。

それでもケアする家族の負担は大きい。特に、長期に及ぶ高齢者介護の場合はなおさらである。一方、がん患者さんの場合は、平均在宅ケア期間が、非がん患者に比べて短い。パリアンでは、がん患者さんの平均在宅ケア期間は四十三日程度であり、退院して一週間以内に亡くなる人も約二割いる。したがって、家族は少々大変でも最期のときを一生懸命介護したいと、やがて訪れる別れのつらさを抱えながらも力を尽くす。死にゆく家族を精一杯お世話することに意味を見いだしながら介護をしている。「私は疲れ果ててもいいので、十分に世話をしたい」という声が、多くの家族から聞かれる。

訪問看護師としてかかわる中で、私は何度となく、このような「家族の持つ力」を教えられ、危機を乗り越えてより強い絆で結ばれる姿を見てきた。しかしその反面、家族の死をきっかけに遺産のことでもめたり、治療や看取りの方法で意見が異なって関係性が悪くなり、それを修復することが難しくなる場面も目の当たりにしてきた。

行き詰まりを感じた家族ケア

訪問看護師として、家族ケアで行き詰まったことが何度もある。その経験を記したい。

まだ駆け出しのころ、糖尿病が原因で視力が低下していた肺がんの高齢者を訪問していたときのことである。患者さんは、妻亡き後、長男家族と同じ敷地内に家を構え、長男家族のサポートを受けてなんとか一人暮らしをしていた。症状は落ち着いていたが、入浴の世話をはじめ、身体のケアは訪問看護師に任されていた。歩行は可能だったが、視力が低下しているため、ほとんどの時間は布団に臥床していた。

そして枕元には、いつもあんパンとコーヒー牛乳が置かれていた。これなら介助なしで自分が食べたいときに食べられるからということだった。しかし、糖尿病があり、がんの末期であるということを考えると、看護師の私からはとても信じられないことだった。

訪問時、長男のお嫁さんに「おはようございます。訪問看護師です」とあいさつをすると、「あんパンとコーヒー牛乳を置いてありますので、後はお願いします」と言い残し、きれいにお化粧をして出かけていく。訪問するたびにこれが繰り返された。

「行ってらっしゃい」と言いながら、私の心は「ここの嫁はいったい何を考えているのだろう。糖尿病の人にあんパンとコーヒー牛乳を置いて、自分はおしゃれをして出かけていくなんて」と、腹立たしさでいっぱいだった。

看護師が訪問している間に家族が自分の時間を持つことは当たり前のことなのに、当時の私には介護する家族の位置づけも家族の関係性もわかっていなかったのだ。いくら丁寧な言葉で話していても心の内で相手を批難していれば、自ずと伝わってしまうものだ。結局、私はお嫁さんと気持ちを通じ合わせることも、彼女から信頼を得ることもできなかった。患者さんによかれと思って、お嫁さんにもっときちんとやっていただきたいという思いで接していたのだが、結果的にはお嫁さんをうまく介護に引き入れることもできなかったし、彼女が抱えていたかもしれない介護の大変さも理解できなかった。私は「こうなればよいのに」と、訪問看護師としての理想をぶつけていたにすぎなかったのだ。今、振り返ってみると、「看護師の言うことを聞けば間違いない」と、いわゆるパターナリズムに陥っていたのだと反省している。

また、こんな失敗もした。脳梗塞で右半身麻痺がある八十歳の男性を訪問していたときのことである。この患者さんは十年ほど前に再婚した妻に介護されていた。長男家族も同居していたが、再婚した妻と長男との折り合いは悪かった。

妻は私に、介護の大変さと、長男の家族が介護を手伝おうとしないことを訴えた。「奥さんの大変さはよくわかります。こんなに献身的に介護されているのに……。ご長男にも手伝っていただきましょうね」と返事をした。

訪問が終わって帰ろうとしたところで、長男に呼び止められ、玄関の外でしばらく話をした。再婚した妻が父の介護を十分にしていないことや、父亡き後の遺産についての悩みなどを訴えられた。彼の気持ちも尊重し、「そうですか、ご心配ですね」といった返事をしたように思う。どちらの味方にも敵にもなってはいけない、双方の気持ちを察してサポーティブに、と気遣ったつもりだった。

しかし、この二人がその後、「川越さんはこう言っていた」「川越さんは私を支持してくれている」と互いに主張し、けんかになってしまったそうだ。そして、どちらにとっても耳ざわりのよいことを言っていた私は不信感を抱かれ、結局、訪問を断られてしまった。

在宅ケアと家族看護

このような失敗が続き、「家族のケアは、私の経験や気持ちだけではうまくできない」「私はただのお節介おばさんにすぎなかったのかもしれない」と反省し、家族看護について勉強をした。

家族看護にはいろいろな理論やモデルがあることも知った。家族システム理論、家族発達理論、カルガリー家族アセスメントモデル、二重ＡＢＣＸモデルなどなど。

私がはっと気づかされたのは、渡辺裕子先生（家族ケア研究所）が家族看護について講義をしてくださったときのことだ。先生は、「家族の健康問題と生活上の問題に着目して家族の課題を考えることが重要だ」と言われた。私たちは、家族の問題を何でもかんでも取り出して解決しようと焦るが、何が今の課題なのか、的確に抽出することから始めなければならないのだ。

若い訪問看護師さんと一緒に働いていると、家族の問題で壁にぶつかっていることが多い。あれもこれも解決しようとして焦っている。そんなとき、私はいつもこのように話している。

「患者さんが家で最期のときを生き、最期を迎えるために障害になっている家族問題とは何かということだけを考えればよいのでは？　この家族が理想的な家族になるようにと思って、あれもこれもと課題を解決しようとすると、かえって何も解決できないばかりか、家の中に土足で上がり込むようなことになりますよ」。

渡辺先生の家族アセスメントモデルは、家族の持つ健康上・生活上の問題点を抽出し、その問題の背景を考え、家族の全体像を捉え、どこに働きかければよいか考え、実践する。アセスメントして、段階を追って考え、家族ケアをするという方法だ。私もこの渡辺式家族アセスメントモデルを参考にしながら、いつも家族ケアにあたっている。最近では自分も、「ただのお節介おばさん」ではなく、看護師として患者さんの家族と接することができるようになったのではないかと――自己満足にすぎないかもしれないが――自負している。

以前、パリアンで働いていた若い訪問看護師さんが、在宅ターミナルの家族ケアにおいて訪問看護師に求められる役割をまとめたものがあるので紹介したい[10]。訪問看護師が実践に基づいて、現場から発信した家族看護の指針であり、私もいつも心に留めているものである。

①今まで家族が培ってきた関係性の中で在宅での療養生活が繰り広げられるため、家族関係のアセスメントをする。

②家族間のコミュニケーションが促進され、より良い関係の中で看取りができるように、時には家族の代弁者となる。

③今後起こり得ることや、それに対する対応の仕方を十分に説明し、患者を看取っていく上での不安を和らげ、家族が対処できる力をつける。

④経済力、介護力、家族関係に関する問題に対して家族とともに解決策を考え、これまでの生活が継続できるよう支援する。

（一部省略）

見えない家族

突然登場する「家族」

本当に、家族ケアほど難しいものはない。

病院では治療上、特に必要がない限り、家族の関係性にまで深く踏み込むことはないだろう。ところが、在宅では、この家族関係がケアに大きな影響を及ぼす。訪問看護師も、複雑な家族の問題をどのように解決すればよいか迷うことがたびたびある。

ケアをしている間、訪問看護師がそれまで把握していなかった「家族」が突然現れ、患者さんや介護している家族の気持ちをかき乱すことがある。反対に、患者さんを喜ばせ、介護を助けてくれることもある。

特に私たち訪問看護師がケアをしている患者さんは、死を前にして、人生最期のときを刻んでいる人。

「最期に一目会っておきたい」「患者さんも自分に会いたいと思っているだろう」「何か役に立てることがないだろうか」「遺産のことが心配」など、さまざまな思いを持った「家族」「親族」が突然登場し、私たちを戸惑わせることも少なくない。

在宅での緩和ケアに理解のない家族の登場

その患者さんは上咽頭がんで、すでに治療法のない状態だった。がんは首の皮膚へ直接浸潤し、出血をしていて、今度大きな出血があったら止めようがなかった。そのことは本人もよく理解されていた。離婚歴があり、姉が近県にいるが、疎遠になっているという。生活保護を受けての一人暮らしだが、たとえ生活に不自由しても、最期は自分の家で過ごしたいと在宅を希望された。

姉に「死亡届の書類に届出人としてサインをしてもらえるか」「ご遺体は生活保護の担当者に任せてよいか」などの確認をとるために連絡をしたところ、弟が重い病にかかり、一人で死を迎えようとしていることを知った彼女は、放っておけないと言って、患者さんの死が近くなったころから、泊まり込んで介護を始めた。

症状は急激に進み、医師の指示で痛みや呼吸苦の緩和のためにモルヒネ服用を始めた。患者さんはモルヒネを服用することで痛みがとれ、呼吸が楽になったが、途中から急に介護に加わった姉は、「モルヒネを使うなんてとんでもない。そのせいで体が弱っているのだ」と訪問看護師を責め、興奮気味に「モルヒネをやめてほしい」と強く主張するばかり。「看護師ごときがモルヒネを飲むよう患者に指示するなんてとんでもない」と思っているようだった。訪問看護師は、医師からの指示でモルヒネを服用してもらっていること、患者さん本人も、医師からよく説明を受けて納得されていること、モルヒネのおかげで穏やかに過ごされていることを繰り返し説明した。訪問時間は延々二時間を超え、次の訪問に支障をきたすほどだった。

しかし、「では、医師からもう一度お姉さんに話してもらいましょう。医師に伝えておきますから」。このように言ったとたん、それまで暴言とも言えるほどの勢いで訪問看護師を責め立てていた姉は、「先生には内緒にしておいてください。これで結構ですから」と態度を豹変させた。まだ訪問看護師と姉との間に信頼関係が築けていなかったからなのだろう。とはいえ、驚くばかりだった。

やがて、予測どおり局所からの出血が続き、止血が困難な状態になった。姉はこのときも、「救急車を呼んで病院へ行く」と慌てふためいて訪問看護師を困らせた。「ご本人の意思ですから、それはしません。病院へ行っても病状が変わることはありません。苦しんでおられる様子もありませんし」と説明した。しかし、やはり姉は訪問看護師の説明だけでは納得せず、医師が電話で説明することになった。

弟を心配して最期は世話をしたいと介護に加わった姉。そのこと自体は患者さんにとっては幸せなことだった。しかし、訪問看護師としては、「最期まで一人で過ごされたほうがもめごとも少なく静かに逝かれたのに」という思いに駆られたのも事実だ。在宅での緩和ケアについて理解のないまま、急に介護に加わることになった家族には、丁寧な説明と患者さん本人の気持ちをきちんと伝え、「看取る家族」になっていただくことが大切である。

もう一つ心残りなことがあった。それは患者さんが二十数年前に離婚しており、訪問時に一度だけ「離婚した妻に会ってみたい」と訪問看護師に話されていたことだ。チームで話し合って、私たちは患者さんの気持ちをきちんと確認してから離婚した妻と連絡をとり、妻の気持ちを確かめて、会う機会がつくれないものかと考えていた。しかし、その時間的余裕のないまま大出血を起こして最期を迎えられたのである。

死後のケアのために訪問したとき、その場に離婚した妻がいた。姉から連絡をもらったとのことだが、臨終には間に合わなかったという。彼女は死顔を静かに見つめていた。その傍らには、再婚した夫との間の子どもが寄り添っていた。死に目に会えなくても、彼との子ではない息子を同伴してまでも、かつての夫に会いにきた妻。もう少し早く二人が会うための手段を講じればよかったと反省した。

家族を寄せつけなかった患者の本音

「別れた妻や子どもには知らせてほしくないし、会いたくもない」と言う一人暮らしの肺がんの患者さんもいた。憎くて会いたくないというより、「迷惑のかけっぱなしだった妻や子どもに今さら会いたいなどと言う自分が許せない」「新しい人生を歩んでいる妻や子どもには、これ以上迷惑をかけたくない」といった、勝手なことをして苦労をかけた家族への最後の思いやりなのだろう。

公的なサービスを受けながらの一人で暮らし、そして一人で死んでいきたいという気持ちも理解できる。

しかし、最期のときが近づき、苦しみはなく症状は落ち着いていたものの、呼吸が乱れ、血圧も下がってきた。明日、私が訪問するときまでもつだろうか。早朝に訪問するヘルパーが、亡くなっているところを発見するかもしれない。そんなことを思っているとき、「寂しいなあ」と患者さんが初めて吐いた弱音。私は後ろ髪を引かれる思いで患者さんの家を後にして、次の訪問先に向かった。

「できるなら最期の一日でも訪問看護ステーションへ連れてきて看取ってあげたい」。そんな気持ちにさえ駆られた。

翌日の早朝、ヘルパーが訪問すると、患者さんはすでに亡くなっていた。連絡を受け、医師は死亡確認、私は死後のケアのために訪問した。家族に看取られることはなかったけれど、医師・看護師・ヘルパー・ボランティアなど、多くの人に支えられながらの、彼が望んでいた静かな最期だった。

同居家族と異なる考えを持つ家族の登場

家族や親戚の者は皆、よかれと思って患者さんのために力を尽くすものだ。しかし、ケアの方針を共有していない「家族」が急に現れて善意を押しつけると、それがかえって患者さんを苦しめることになる場合もある。

五十代の胃がんの患者さん。妻と子ども三人が家で介護をしていた。訪問看護師の目から見てもうらやましいほど仲のよい家族だった。患者さんのつらさを家族皆で背負い、家族に末期がんの人がいるとは思えないほど落ち着いた日々を過ごしていた。

痛みが強くなり、食べることも困難になって、腹水もたまってきたが、痛みはモルヒネの持続皮下注射でコントロールされていた。食べられなくなっても苦しみがなければ、自然な形で看ていきたいというのが家族の希望だった。

そこに危機を聞きつけて駆けつけてきたのは、患者さんの妹夫婦だった。「食べられないのに点滴もしないなんて。そんなひどいことはない。このままでは死んでしまう。僕が点滴をしてあげるから」と医師である義弟が点滴を始めた。妻は断りきれなくて、どうしてよいか混乱し、「義弟が点滴を始めたのですが……」と電話をかけてこられた。

在宅の主治医は、「せっかく症状がコントロールされているのに点滴で過剰な水分が入って苦しまなければよいのですが。私から義弟さんにお話ししてもよいですよ」と間に入ろうとした。案の定、点滴を続けていると腹水がたまり、吐き気が出てきた。痰も絡まってきた。結局、医師が間に入ることもなく、本人からの希望で点滴は中止になった。

大切な最期の日々を支える

私たちは、在宅ケアを始めるにあたって、家族の構成員や関係性などの把握をする。しかし、家族の情報を得たと思っていてもそれは決して十分ではないこと、私たちには「見えない家族」がいることを理解しておかなければならない。そして、そういう家族が見えたときには、「どのようにかかわってもらえば患者さんと介護している人にとって最もよいかかわりになるか」「介護に加わってもらうのか、心だけ寄せて介護からは引いてもらうのか」などの判断を行い、死を前にした患者さんと家族が大切な最期の日々を生きる支援を行うことが重要である。ただしこれは、長期にわたる高齢者の在宅ケアにおける家族支援とは、考え方が違うかもしれない。

「悲しみをともに悲しむ」遺族ケア

グリーフケアのきっかけとなった出来事

「娘がマンションの階段から飛び降りて救急車で運ばれた。病院に来てくれないか」。突然の電話であった。電話をかけてきたのは、一か月ほど前に妻をがんで亡くした人。飛び降り自殺をはかったのは、中学生の娘さん。病院に駆けつけると、つらそうな表情でベッドに横たわっていた。

電話をくれた父親の話を聞くと、「飛び降りたところにちょうど車が駐車してあり、その上に落ちたので命は取り留めた。しかし、前歯は折れ、骨盤や足を骨折した。妻がいなくなったので相談する人もなく、川越さんに電話をした」ということだった。

私は、この娘さんの母親のケアで三か月あまり訪問をしていた。そのころはまだMSコンチン®錠5㎎が発売されたばかりで、今のように在宅で使えるモルヒネが潤沢にあるわけではなかった。医師とともに疼痛コントロールに苦労した患者さんだ。

子どもたちを残してこの世を去っていく母親のつらさを感じながらケアをしていたつもりだ。夫である父親とはしばしば患者さんのことで話し合い、家族としての思いも聞いていた。しかしこの中学生の娘さんは、私の訪問時は学校に行っており、クラブ活動で帰りがいつも遅かったこともあり、直接会って話すことが少なかった。

患者さんを希望どおり家で看取ったことにほっとし、訪問をそこでやめてしまったこと。母親を亡くした思春期の娘さんの心に思いを馳せなかったこと。誰かに頼りたいと思ったとき、私を思い出して電話をくれたことはうれしかったが、同時に、後悔と申し訳ない気持ちでいっぱいになった。

訪問看護ステーションのスタッフや医師と一緒に読んで勉強したホスピスケアの本には、「ホスピスケアにおいてグリーフケアは重要」だと書かれていた。グリーフケアの知識は持っていたのに、それを実践に移していなかったことを深く反省した。知っていてもケアとして生かされていない知識など役に立たないのだ。

長い入院生活を経て、娘さんは普通の生活に戻ることができた。しかし、心の傷は癒やされたかどうか。入院中にも心のケアを受け、退院するときはそれなりに元気そうに見えたが、彼女の前にはこれからも多くの試練が待ち受けていることが予想された。私はいつでも相談相手になることを伝えた。退院後は医師の勧めもあり、精神科のカウンセリングに通うことになった。

グリーフケアのプログラムがもたらしたもの

死別後も家族のケアが必要なことを、この娘さんが身をもって私に教えてくれた。私はすぐさま、スタッフや医師と話し合って、チームとしてのグリーフケアのプログラムをつくった。個人的なアプローチと集団的なアプローチを組み合わせたプログラムである。

具体的には、①亡くなられて一週間以内に「グリーフカード」を送る（かかわったスタッフ全員がそれぞれの思いを込めて書く）、②遺族を訪問する（四十九日が過ぎたころ、遺族の様子をうかがう）、③遺族会を開く、④亡くなられて一年目に再度グリーフカードを送る。

この四つをプログラムとしてすべての遺族に対して実施することにした。シンプルなプログラムだが、グリーフケアが診療報酬で評価されないことも相まって、実行に移すにはそれなりの努力が必要だった。特に、亡くなられて一週間以内にグリーフカードを書く、遺族の気持ちを思いながら、それも自分の言葉で。これは、仕事の忙しさもあったが、自分自身のケアを振り返ることにもつながるため、簡単に書けるものではない。しかし、このグリーフカードが、遺族の心を慰めてきたと思っている。ある遺族の方からいただいた手紙には次のように書かれていた。

先日は、亡くなった父や私たちのために心のこもった温かいお手紙をいただきありがとうございました。（中略）先生や看護師さんの適切なケア、ボランティアの方々の優しさに触れ、どんなに励まされたでしょう。父の死を一緒に悲しんでもらえて、まだ父を亡くした悲しみの中にありますが、うれしく慰められました。

また、四十九日に訪問すると、仏壇の前にこのグリーフカードが置かれており、「つらいとき、何度も読み返しています」と涙を流しながら語ってくれた遺族もあった。

遺族ケアは生前のケアから始まる

先日、有名店のチーズケーキとともに、一通の手紙が送られてきた。差出人の名前に覚えがあった。ずいぶん前にお世話させていただいた方の妻だとすぐに思い出した。手紙を読んで、当時のことがよみがえってきた。

主人を見送ってから二年の月日がたちました。（中略）入院をしていた大学病院から「末期がんです。病院でできることはもうありません。退院をしてください」と言われ、途方に暮れていたとき、パリアンの皆さまのおかげで、自宅療養が叶い、人生の終焉を自宅で迎えることができました、あらためてお礼申し上げます。（中略）おかげさまで今、私は主人の思い出を胸に元気に過ごしております。

この手紙から教えられたのは、遺族ケアは死別後のケアとして独立しているのではなく、患者さんが生きている間にどのようなケアをしたかが大きく影響しているということ。「患者さんが、苦しみから解放されて、最期のときを自分たちが望むように過ごし、死を迎えられるよう支援しているか」「患者さんだけではなく家族を含めて支援しているか」。そのことがすでに遺族ケアの始まりであり、大事なケアなのだ。

また、納得のいく看取りをした家族は、遺族になっても自分たちの力で喪の作業をして立ち直っていく。送られてきたチーズケーキを食べながら、そのことをかみしめた。

遺族ケアは遺族の悲しみをともに悲しむことから

若い訪問看護師が、「遺族と向き合ったとき、どのように会話を進めればよいかわからない。グリーフカウンセリングの勉強をしてみようと思う」と相談に来た。

グリーフカウンセリングの勉強をして資格をとることにも意味があると思う。ただ、私は訪問看護師として遺族と向き合ったとき、グリーフカウンセラーとしてではなく、「一緒にケアをした者として、その悲しみを共有できればよいのだ」と思っている。もちろん、病的な悲嘆がある場合は、専門家に委ねなければならないが。

私はグリーフカウンセラーの資格は持っていないが、それでも遺族の悲しみをともに悲しみたいと思っている。遺族と同じ気持ちにはなれないにしても、その悲しみをわかろうとすることはできる。そのような私を後押ししてくれたのは、精神科医・渡辺俊之先生のこの文章だった[11]。

「遺族に関わるナースに必要なことは何であろうか。心理学や精神医学の知識だけではない。基本になるのは、大切な人を失った体験を自分のことのように追体験できる『共感性』や『思いやり』なのである。遺族へのケアでは、こうした素人的とも言える心理的側面が重要なのだが、エビデンスや最先端の理論ばかりが強調される今日、素人性やパターナリズムは医療・看護の脇に追いやられてしまっている」。

理論や資格が不必要とは思っていないが、死を看取る訪問看護師としてできる遺族ケアは、理論や資格を問う前に、遺族の悲しみをともに悲しむことから始まるのだと思う。

ナイチンゲールは『看護覚え書』の中で、看護師についてこのように言っている。[12]「自分自身はけっして感じたことのない他人の感情のただなかへ自己を投入する能力を、これほど必要とする仕事はほかに存在しないのである」と。

大切な家族を失った遺族の悲しみを分かち合える看護師でありたいと願いながら、今日も私は訪問看護ステーションの仲間や医師、ヘルパー、ボランティアたちとともに、在宅緩和ケアチームとして、死を見つめながら今日を生きている患者さんと家族のケアにあたっている。

グリーフケアは訪問看護の仕事

先ほど紹介したように、パリアンでは、患者さんが亡くなってすぐ（一週間以内）と一年目の命日のころに、手書きの手紙「グリーフカード」をお送りしている。また、お別れから一年経過した方々をお呼びして（一回に十人程度）、「メモルの集い」と称した遺族会を開いている。ともにケアにあたった医師・看護師・ボランティアも席を交える語り合いの場だ。ボランティア手づくりのケーキを食べながら、あのときのこと、現在のことなど、いろいろ話してもらっている。遺族同士だからこそわかり合える気持ちもあり、ともにケアをした医師や看護師に聞いてほしいこともあり、聞きたいこともあり、話は尽きない。

ある講演会でこのグリーフケアのプログラムを紹介したところ、終了後に一人の女性から声をかけられた。「お話の中に、訪問看護師さんとボランティアさんが遺族にグリーフカードを書いている、遺族会を開いているというのがあったけれど、私はまさにそういうことを望んでいたのです。夫を家で看取ることができたのですが、夫が亡くなると、看護師さんやヘルパーさんたち、支えてくださった方が皆、サーッと去っていかれた。とても寂しかった。あんなに優しく夫をケアしてくださったいわば戦友のような人たちが、夫が亡くなれば自分の役割は終わりという感じで去っていかれてつらかった。夫の思い出をもっと一緒に話したかったのに」と。

当事者からの、グリーフケアの必要性に対する切実な訴えだった。私たちがボランティアとともに実践しているグリーフケアを褒めてもらえたことがうれしく、また、グリーフケアは、たとえ診療報酬で認められなくても、訪問看護の仕事の中に加えなければならないと強く思った。

グリーフケアはまた、ケアする側にとっても、患者・家族／遺族の思いに触れ、自身の仕事を振り返るよい機会ともなる。「メモルの集い」に初めて参加した若い訪問看護師の感想を紹介しよう。[29)]

パリアンに勤務して一年半、初めてメモルの集いに参加しました。ご遺族はどんな気持ちでいらっしゃるのだろう。何を話したらいいのだろう。参加するまではとても緊張して、少し怖くもありました。しかし、メモルの集いが始まると、緊張なんて感じている暇もないほど、ご遺族の言葉に聞き入ってしまいました。日常の中のふとした瞬間に流れる涙、亡くなった後でより強くなる、残されたご家族同士の絆。亡くなって一年以上たつ今も変わらない、亡くなった家族への思い。時間とともに少しずつ癒されていく気持ち。あふれ出るようなご遺族の言葉を聞き、一つ一つの言葉がとても重く響きました。

「自宅で最期を看取れてよかった」「彼女らしい最期でした」という言葉をいただき、これでよかったのかな、もっとこうすればよかったと日々迷いながら仕事をしている私の中で、今日参加できてよかったと思う自分がいました。私の仕事を後押ししてもらえた気がしました。遺族のために開かれた会なのに、私のために開かれた会のような気がしました。

「今日はいい一日だった」そう言って帰っていくご遺族の笑顔をとてもまぶしく感じました。

親の死を子どもにどう伝えるか

墨田区の在宅緩和ケア事業の一つとして開催した遺族ケア研修会で、ある遺族に体験を語っていただいたことがある。

小学三年生と五年生の男の子を残して亡くなった乳がんの女性の夫である。聞きながら、私たち医療者も、そのときには気づかなかった彼の心の痛みを初めて知った。医療者は遺族の気持ちを理解しようとその悲しみに向き合うが、遺族の心の奥底まではわかり得ないことがあるのだ。

妻との別れから二年たっていたとはいえ、ずいぶん酷なお願いをしたものだと申し訳なく思ったが、彼にこの役を担ってもらってよかったと思えたこともあった。残された子どもたちに関することだ。

研修会で妻のことを話すにあたって、寝床に入った二人の息子に、母の死についてどう思っているのか、本当の気持ちを聞いてみたのだという。

「先生からも看護師さんからも、『息子さんたちには、お母さんがもうすぐ亡くなるという本当のことを話しておかないと、後でどうして知らせてくれなかったのかと責められますよ』と言われていました。それで私は妻の退院前、息子たちと病院の売店へ行ったときに、『お母さんはもう長く生きられないのだよ』と話したつもりでした。けれども息子たちは、お母さんの病気がよくならない、重篤だとは思っていましたが、死ぬということはわかっていなかったようです。妻が亡くなってからの寂しい気持ちや、学校での友達からのなにげない言葉に傷ついたことなど、自分が知らなかった子どもたちの本音を話してくれました」。

また、妻の最期を自分一人で看取ったことについても聞いてみたのだそうだ。

「長男はそのとき、学校で先生に叱られて居残りをさせられていました。次男はゲームに夢中でした。『母ちゃんはそのことをどう思っているのだろうね』と聞いたら、長男が『母ちゃんはきっと、三人にそばにいてもらいたかったと思うよ。学校で居残りをさせられた僕も悪いし、ゲームなんかに夢中になっていた○○も悪い。母ちゃんの息づかいがいつもと違ってきたのに、皆を呼び寄せようとしなかった父ちゃんも悪い。三人とも母ちゃんに謝らなければ』と。三人で泣きました。息子と真正面から妻の死について話し合ったのは初めてでした。このような機会がなければ息子とこんな話をしなかったかもしれません。息子たちに父親としてより近づけたような気がしています。今度三回忌法要がありますが、お経を聞いて飲んで食べるだけではなく、親戚の人や友人とも、妻の死について、妻の思い出話を、腹を割って語り合いたいと思っています」。

残される子どもたちに親の死をどう伝えるか。私たちは経験的に「子どもは強い。本当のことを知らされていれば、親の死を乗り越えていく力を持っている」と感じている。しかし、誰が、いつ、どのように伝えるかはケースバイケースで考えるべきであり、悩むところだ。

子どもへのグリーフケア

私は、親を失った子どもに一冊の絵本を渡すことにしている。それは、『水平線の向こうから』[13]という絵本だ。美しい絵と、子どもたちに死の意味を伝えようとする医師・堂園晴彦先生の温かい文が心に染みわたる。

あるとき、堂園先生がシンポジストを務められた会に参加し、先生に初めてお目にかかった。思い切って、絵本を使わせていただいていることを伝えたところ、先生は、「グリーフケアに使ってもらってありがとう」とおっしゃった。その後、数週間して、思いがけず堂園先生から二冊の絵本とお手紙をいただいた。『水平線の向こうから』と、『サンピラー――お母さんとの約束』[14]、どちらも母を亡くした子どもが、母の死を乗り越えて、母の死を糧にして生きていくお話だ。母親の死がただ不幸なことではなく、子どもたちにとって意味あるものになっていくと知ることができる。堂園先生は、多くの看取りを経験され、その実践の中で子どもたちが肉親の死を知り、受け止めて成長していく重要性を感じ、絵本を通じて死を伝えたいと活動されている。『水平線の向こうから』のあとがきには、先生のそんな思いがつづられている。

子供達は、幼いから死を理解できないとしばしば決めつけられます。また、死の直前に残された時間は、ややもすると短くなりがちです。そのため、心残りの多い中途半端な別れになってしまいます。そうした別れを体験した子供達は、その後の人生を大人に対して不信感を持ったり、刹那的に送るようになります。

私は子供達が愛する人の死から一日も早く立ち直り、前向きな人生を送れるようになって欲しいとの思いから、子供達に死を分かりやすく伝えるために物語を作りました。

残された子どもたちへのケアは今、さまざまな団体が実施するようになったが、私たち訪問看護師も積極的にその一端を担いたいと思う。

第4章

これからの在宅ケアを考える ①

連携の現状に感じるもどかしさ

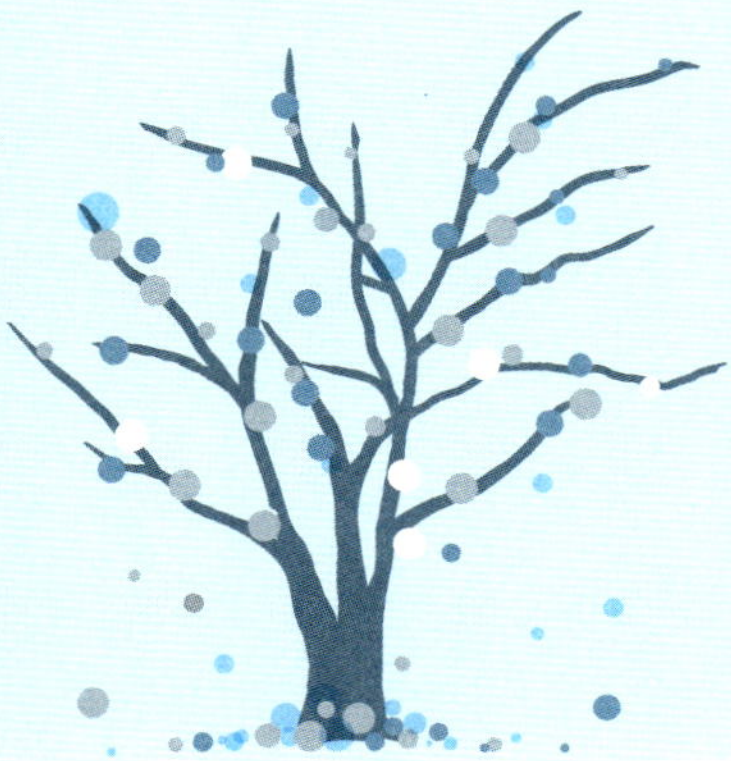

退院時のタイムラグ

「退院支援花盛り」

「退院支援花盛《はなざか》り」。これはある病院のソーシャルワーカーの口から出た言葉だ。退院支援にはさまざまなメリット・デメリットがあって、やり方によってはデメリットにもなり得るということだ。

退院支援が適切になされれば、スムーズに病院から在宅へと移行でき、訪問看護師が在宅開始期に使うエネルギーが少なくて済む。丁寧な支援に思わず病院にお礼を言いたくなることもある。

宇都宮宏子さんらの『これからの退院支援・退院調整』によれば、退院支援は三段階に分かれているという[15]。

第一段階が「退院支援が必要な患者の把握」、第二段階が「生活の場に帰るためのチームアプローチ」、第三段階が「地域・社会資源との連携・調整」である。

これらは病院の立場から述べられたもので、私たち訪問看護師は主に第三段階の「地域・社会資源との連携・調整」から病院のスタッフとともにかかわることになる。しかし第二段階の「生活の場に帰るためのチームアプローチ」が病院でうまくなされていない場合、退院後に訪問看護師が支援しなければならないことも多い。特に末期がんの患者さんの場合は、「病状を正しく理解していない」「これからどのように過ごしたいか自分の考えがまとまっていない」「医師から『もうこれ以上入院はできない』と言われ、仕方なく退院した」などといったこともあり、第二段階からやり直さなければならないことがある。

これについてはまた後ほど詳しく触れることとし、まずは、残された貴重な時間を入院したままサービスの調整や退院指導にとられて、在宅で過ごす時間が限られてしまった事例を紹介したい。終末期にある患者さんは残された時間が限られているので、退院支援のためにタイムラグをつくってはならない。では、そのためにはどうすればよいのだろうか。

医療方針に口を挟めないソーシャルワーカーの苦悩

その患者さんは、胃がんの末期で、入院中、経口的に十分な栄養がとれなくなり、医師から「このままでは、がんではなく、栄養がとれなくて死ぬ」と言われ、胃瘻を造設した。しかし、胃瘻から栄養剤を注入すると下痢になり、当初計画したようには栄養がとれない状況が続いた。また、胃瘻から栄養剤が漏れる、というよりあふれるようになった。医師は、「胃瘻からの栄養がスムーズにとれるようになるまでは退院できない。家族には胃瘻からの注入方法をマスターしてもらわなければならない。痰が多いため、吸引の方法も併せてマスターしてもらわなければならない」と家族に説明し、病棟での退院指導が始まった。

家族は毎日病院に通って、看護師から指導を受けた。担当のソーシャルワーカーは、残された命が短いのだから早く家に帰してあげたいと思ったが、病棟の主治医や看護師には、医療方針を疑問視しているかのようなことは言えなかった。福祉職のソーシャルワーカーが治療方針に口を挟むなど、とてもできないという。まだまだ病院内での退院支援システムが未熟なところも数多くあるのだろう。

そのソーシャルワーカーの紹介で、家族が私たちのところへ相談にみえて、退院できないまま三週間が過ぎた。家族も、病院で看護師から指導を受けながら、「胃瘻が本当に必要なのだろうか」という疑問を抱き始めていた。最終的には下痢が止まらず、家族の望みもあって、胃瘻は使わないということになり、家へ帰ることになった。

退院の連絡を受け、訪問看護師は、必要になるかもしれない吸引器と点滴の準備をして訪問した。患者さんは家に帰った安堵感で満たされていた。結局、家で過ごすことができたのは二日間。それでも本人と家族は家に帰って、家で亡くなったことに満足していた。

患者の状態を考えた資源の選択

「脳腫瘍の父を家に連れて帰りたい」と、患者さんの長男夫婦が相談にみえた。入院先の看護相談室の看護師が、退院にあたって自宅近くの訪問看護ステーションをすでに紹介してくれているらしい。それでも、知人から聞いて、「パリアンで看てほしい」と相談にみえたのだった。

入院先の看護相談室へ連絡して確かめると、「おかしいですね。家族の納得の上で、家の近くの訪問看護ステーションにOKをもらっているのに。医師から『もう治療法がない』と言われ、家族はパニックになっているのだと思います。もう一度、家族を呼んでよく話してみますから」と怪訝そうに言われた。

それから四～五日たって、「往診医もまだ探していないので、パリアンで訪問診療と訪問看護をしてくださるならお願いします。先に依頼した訪問看護ステーションには、申し訳ないけれど断っておきます」という返事が来た。

先に依頼した訪問看護ステーションは家の近くで便利かもしれないが、リハビリを主にしているステーションで、往診医もこれから探すということだった。

看護相談室が行う退院支援は、ただ家に近いからというだけで社会資源を紹介するのではなく、どのような社会資源につなげば患者さんにとってベストなのかを考えてほしいと思った。

残された時間を考える必要性

「末期がんの母が家に帰りたいと言うので」と、長男が患者さんの夫である父親とともに相談にみえた。長男は結婚して遠方に住んでおり、八十歳の患者さんの介護は夫に委ねられていた。

在宅医から、「病院からの紹介状（診療情報提供書）を見ると、残された日はそれほど長くないと思われるので、早く家に連れて帰ってあげてください。在宅では私たちがお世話をしますから」と説明を受けたが、夫は、「自分に介護ができるだろうか」と不安そうに言われた。長男は、「父が介護することになるので、病院にお願いして、オムツの替え方や体の動かし方、褥瘡の予防方法などを看護師さんに教えてもらうよう頼んでいます」と、父親が介護できるようになれば退院できると考え、自分は介護を手伝う様子はなかった。

私は夫に、「大丈夫ですよ。誰でも初めての介護は不安だらけです。訪問看護師やヘルパーがお手伝いしますし、わからないことは一緒に介護しながらお教えしますから」と言って、病院で介護方法をマスターしなくても大丈夫だということを伝えた。病院の看護相談室からの依頼だったので、何度か退院日の相談をしたが、なかなか決まらず、退院指導のさなかに患者さんは病院で亡くなってしまった。

よりよい退院支援のために

このような事例は枚挙にいとまがない。末期がんの退院支援は、高齢者ケアのように長い在宅での生活を想定した退院支援とは異なることを肝に銘じなければならない。スピードが要求される。最低限、何と何を整えれば退院できるのか。

現状では、在宅サービスを探して調整するためや、家族への介護指導のためにかなりの時間がかかっているように感じる。退院して家に帰ってから、訪問看護師がその家族に適した方法を指導するほうが効果的だと考えられないだろうか。介護の方法も、在宅で訪問看護師やヘルパーが実際にケアをしながら一緒に考え、教えることができる。すべてを整えて退院、という考え方は、余命が限られている末期がん患者さんの場合、邪道のような気もする。命が限られた人は、病院から在宅ケアに移るときのタイムラグがあってはならない。

退院前カンファレンスもしかりだ。カンファレンスを実施してから退院、というシステムのために、カンファレンスに参加する人の日程調整をしているうちに退院が延びた事例がいくつもある。

私は、退院前カンファレンスが必要なのは、①本人や家族が家に帰ることに不安を抱いているとき、②医師から報告を受けなければならないほど複雑な医療処置が必要なとき(まれではあるが)、③一人暮らしの人が最期まで家で過ごしたいと望んでいるとき、と決めている。

ある患者さんの退院に際して、在宅のチームは、医師に届いた紹介状をもとに、訪問看護師とケアマネジャーが相談し、電動ベッドを手配し、ヘルパーの導入も決め、退院日に医師と訪問看護師が訪問して医療的なことをまず整えるという手順をすでに決めていた。退院時に持ち帰ってもらう薬の報告も受けていた。家族にも会い、話を聞いていた。そこへ病院からの退院前カンファレンス参加の声がかかった。

「何のために必要なのですか」と問うたところ、「退院前の指導を病院と在宅と協働で行えば診療報酬で評価されるので、必ずすることにしている」とのこと。家族は自宅から二時間もかけて病院に行き、カンファレンスに参加した。多忙な病院の主治医も参加した。私は必要性を感じなかったし、時間をとるのが難しかったこともあり、参加しなかった。

カンファレンスに参加したケアマネジャーが電話で報告をしてくれた。カンファレンスの内容は、家に帰るときの介護タクシーを誰がどのように手配するかの話し合いだけだったとのこと。それでも集まってカンファレンスをすれば診療報酬から退院時共同指導料2（病院）や退院時共同指導加算（訪問看護）がとれるのだ。

診療報酬で誘導されている日本の医療制度では仕方がないことなのかもしれない。しかしだからこそ、形だけ整えるのではなく、診療報酬制度で認められている医療やケアの質を追求していかなくてはならないと感じている。

「理想ばかり言うな」という声が聞こえてきそうだが、在宅ケアはもっともっと進化しなければならない。現状で満足できる状況ではない。だからこそ、「診療報酬制度で認められているからする」のではなく、よりよい退院支援ができるよう、理想を持って夢を描いて実践していかなければならない。

継続看護の意味を問い直す

一九六九年の国際看護師協会（ICN）大会において、「継続看護」（continuing nursing care）は「その人にとって必要なときに、必要な場所で、適切な人によって看護を受けるシステムである」と定義づけられた。患者さんのその時々のニーズに応じて切れ目のない適切なケアを提供することである。

単に病院での医療や看護を継続するためのケアではない。「病院で治療を受けるために我慢を強いられていた生活を取り戻して、自分の生活を継続するためのケアだ」と言ってもよいのではないか。

しかし、退院後も医療が必要な場合は、「生活を中心に考えた医療」に組み替える必要がある。どのような方法をとれば患者さんの生活の邪魔にならないか、まずは看護師の考えが重要である。そして、医師と相談して、在宅ならではの医療の方法に変えていく力量が、訪問看護師に求められている。

ある訪問看護ステーションの所長さんが、「私たちは、膀胱留置カテーテルの管理もするけれど、もっと大切なのは、生活するのに邪魔になるカテーテルをどうしたら抜いて、自由になれるかを考えること」と言われた。まさに「生活から医療を考える」所長さんだと感動して聞いたものである。

治療のために退院できないのはわかるが、家族に医療処置や介護の指導をするためにとか、退院前カンファレンスのために退院が遅れ、在宅で過ごす時間が少なくなっていることには怒りさえ覚える。退院時のタイムラグをなくし、安心して退院できるように、病院の看護師も私たち訪問看護師も考えを変えなければならないところがありそうだ。

退院支援で重要なこと

退院支援で大事なことは、患者さんが病状や自分が置かれている現状を知った上で、これからどのように過ごしたいか、家族はどのように過ごさせたいかという意思決定のための支援だと思う。

この意思決定のプロセスにかかわる看護師をはじめとした医療職の支援が、患者さんや家族が最期のときをどのように生きていくか、その選択をする上で大きな鍵を握っていると言っても過言ではない。それほど私たち看護師には大きな責任がある。

はたして私たち看護師は、この責任を十分に果たしているのだろうか。

見習いたい丁寧な退院支援

先に、宇都宮宏子さんらによる、三段階の退院支援プロセス[15)]を紹介したが、私は第二段階の「生活の場に帰るためのチームアプローチ」が、実は最も重要で、最も難しいと思っている。

ある都立病院の看護相談室の看護師さんが話してくれたことがある。「在宅サービスを調整してつなぐことより、本人と家族が退院して在宅ケアを受けたいと決めるまでの支援が大変なのですよ」と。

相談を受けて、あの手この手で説明するのだが、なかなか決心がつかない。家族も交えて、医師から病状の説明と今後のことを話してもらう。看護師やソーシャルワーカーも同席して、退院後のことを決めてもらうようにする。

丁寧で親切な退院支援だ。都立病院だから、それだけの人員を配置してこのような退院支援ができるのかもしれない。突然、医師から「もう治療は限界です。これからの過ごし方を考えてください」と言われ、どうしてよいかわからず、「見捨てられたような気がする」と言う患者さんが数多くいる現状がある中で、この都立病院の退院支援は見習わなくてはならないと思う。

訪問看護師が一緒に歩む存在であることを伝える

しかし、病院での退院における自己決定の支援にも限界がある。

あるとき、病院の看護相談室から、「患者さん本人が在宅でどのような生活ができるか不安を持っているので、病院に来て本人に会ってほしい」と連絡があった。

すでに家族は、在宅医や訪問看護師と会って相談し、在宅に移ることを決めていた。しかし、患者さん本人は、「家族から間接的に話を聞いただけでは納得いかないので、在宅ケアをしてくれる訪問看護師さんに病院に来てほしい」と言われたそうだ。

私は早速、病院に患者さんを訪ねた。病棟のカンファレンスルームで、患者さんと病棟の看護師とソーシャルワーカーを交えて話をした。初対面の緊張が、患者さんにも私にもあった。在宅でのケアについて丁寧に説明したが、悲しげで不安そうな表情は一向に変わらなかった。

「退院されるにあたって、何が一番心配でしょう」と聞くと、小さな声で「乳がんが骨に転移して車いすの生活になってしまって、これから私はどうなるのでしょう」と言われた。医師から病状について聞き、もう治療はできないことも説明を受けて退院を決めたはずなのに……。在宅での生活を不安に思っているだけではなく、自分の病気の進行のことや、これからどのように生きていけばよいのかをより心配している。それでこんなに暗い表情をしているのだと感じた。

私は思わず、「これから、いろいろなことが起きると思いますよ。私たちも家にうかがいますので、一緒に乗り越えていきましょう。ご主人も待っていらっしゃるので、家に帰ってくださいね」と言った。

「大丈夫です。安心して……」という言葉は出てこなかった。治療をやめて死に向かう人の今後は、それほどバラ色ではない。骨転移があり、痛みもかなり強いようだ。これから起きるであろうことを思い、私自身、楽な道のりではないことを感じていたのだろう。

しかし、そのような中でも、患者さん本人が家に帰りたいと思った気持ちを大切に、自分の家で自分の暮らしをしてほしいと思ったのだ。

私の言葉の後に少し間を置いて「よろしくお願いしますね」と、患者さんは私に手を差し出して握手を求められた。私は一瞬驚いたが、差し出された手を握った。

現代ホスピスの生みの親、シシリー・ソンダースの〝not doing, but being〟(何かをするのではなく、ただそこにいる)という、ホスピスケアにかかわる人なら誰でも知っている言葉を、実感として思い浮かべていた。

家に帰ってから死までに起こることが想像できない。でも、一緒に乗り越えてくれる人がいる。ただそれだけで、安心して家に帰り、残されたときを過ごそうと思えるのだ。

自己決定への支援は、情報を提供し、患者さん自身が選べるように支えるだけのケアではない。自分が選んだ道をどのような人が一緒に歩んでくれるのか。そのことがわかると、たとえ危機的な状況下でも安心して自分のこれからを決めることができるのだと思う。

病院の看護師さんが、訪問看護師の私を病院に呼んで、患者さんと話をさせてくれたのは、退院支援において必要なマネジメントだったと感謝している。

その人に大切なのは「自立支援」か「QOL向上」か

同じく乳がんで、脳転移があり、これ以上の治療はかえって命を縮めるということで退院することになった患者さん。がんが見つかる以前に脳梗塞を患い、そのために自力での歩行が困難となり、車いすの生活になっていた。入院前から、生活支援のためにケアマネジャーやヘルパーがかかわり、すでに在宅ケアは経験済みだった。

今回は、脳梗塞だけではなく、がんの末期ということで、訪問看護と訪問診療が在宅ケアチームに入ることになった。在宅でかかわるようになるサービス担当者を集めて、退院前カンファレンスが開かれることになった。

病院へ出向くと、「カンファレンスをする前に患者さんに会ってください」と、ソーシャルワーカーに病室へと案内された。ベッドサイドには、すでに患者さんとは顔見知りのケアマネジャーとヘルパーと福祉用具事業所の人が来ていて、患者さんと話をしていた。退院できることがうれしいのか、楽しそうで明るい話し声が聞こえていた。初対面の私はあいさつはしたが、楽しそうな患者さんとケアマネジャーたちとの話に割って入ることはできず、ただ、笑顔で会話を聞いていた。

「家に帰れるようになってよかったわね」「家に帰れば理学療法士さんも訪問できます」「今日は福祉用具の方も一緒なので、いろいろ工夫してもらいましょう」「歩けるようになるために頑張りましょうね」「早く家に帰りましょうね」というような会話が患者さんと交わされていたように覚えている。

そして一同、病室を後にして、カンファレンスルームに移り、退院前カンファレンスが始まった。患者さんとその夫、ケアマネジャー、理学療法士、ヘルパー（介護事業所のサービス担当責任者）、福祉用具事業所の責任者、病棟の受け持ち看護師、そしてこのカンファレンスを主催した相談室のソーシャルワーカーが同席した。病棟看護師から簡単な病状説明があった後、ケアマネジャーが進行する形でカンファレンスが執り行われた。

在宅でのサービスをどのように組み合わせるかについての話し合いが主だった。しかしそれは、患者さんが自立した生活ができるようになるためのサービス調整だった。歩行器や住宅改修の話、訪問看護師・理学療法士・ヘルパーがどのような時間帯で訪問するかなどなど。そしてヘルパーがどのような時間に何回入ればよいか、介護事業所の都合とすり合わせながら訪問計画が話し合われた。

開始から一時間が過ぎた。私が口を開いたのはたったの二回。「訪問看護師は訪問医とチームを組んで二十四時間体制でケアをします。医療保険でサービスを提供します」ということと、「すでに一時間も話し合っていますから、病院との話し合いやご家族からうかがうことがなければ、在宅のサービスについては後ほど話し合いませんか」というカンファレンスを終了してはどうかという発言だけだった。それ以外は、言葉を挟む余地がないほど、ケアマネジャーは、患者さんの自立へ向けて在宅サービスをどのように組むかの話し合いを、熱を込めて進めていた。

次の日、私はケアマネジャーと会う時間をつくって話し合った。少しでも自分で歩けるようになるという自立をめざしたサービス調整をすることが本当によいのだろうかという話から始めた。これから病気が進行して死を迎える患者さんの自立っていったい何だろうか。それより、患者さんの生活の質（ＱＯＬ）向上をめざすことが優先されるべきではないだろうか。

人は誰でも自分の足で歩きたい。自分の手と口で食べたい。自分でトイレに行きたい。

それは人としての尊厳を貫くということだ。しかし、この患者さんは早晩、体が弱って、死を迎えることが目に見えている。それなのにケアの目標が「自分で歩けるようになる」では、患者さんがいつかは現実と自分の希望との間にギャップを感じて、家で過ごせなくなってしまう。歩けなくても、自分でトイレに行けなくなっても、患者さんの尊厳を守るということを念頭に、ケアマネジメントをしたいと思ったのだ。

このケアマネジャーは末期のがん患者さんを受け持つのは初めてで、「脳梗塞の患者さんである」という意識が強かったようだ。脳梗塞後遺症のような介護保険対象の患者さんと末期のがん患者さんとではケアマネジメントの方法は違ってくる。

末期がん患者さんのケアマネジメントは、①ケアの目的が「自立支援」ではなく「QOL向上」である、②ケア期間が短い、③家族の負担感は、介護負担だけではなく、家族を失う悲しみを伴っている、④医療サービスが必須である、⑤症状が悪化し、間もなく死を迎えることになるので、看取りができるケアが必要である、といった違いを踏まえた上で行うことが大切だと思う。

「病気を治すための医療」からのパラダイムシフト

余命が限られている人に本当に必要なこととは

八十五歳、食道がんの患者さんの在宅ケアの依頼があった。治療ができない状態で、誤嚥性肺炎を起こし、入院となった。本人は「家に帰りたい」の一点張りらしく、「肺炎が改善したら退院させたい」と病院の看護相談室から連絡があった。

連絡を受けた私たちはケアマネジャーを決め、電動ベッドを準備し、退院の日を待った。ところが病院の主治医が、「嚥下訓練がまだ終わっていないので、今すぐに退院はできない。それに、自力歩行ができないので、歩行器で歩けるようになるまでリハビリ訓練をしてからの退院となる」と、なかなか退院の許可が出なかった。さらに、禁食になっているため点滴で栄養を補給しているらしく、痰が多くて吸引が必要とのこと。入院前は要支援1で自分で歩けたのに、歩けなくなってしまっていた。

「歩けるようになって、食べられるようになるまで、入院させておくのか」。病院の主治医の考えが理解できないまま、退院の知らせを待った。

やっと退院日が決まり、明日退院という日に、また誤嚥性肺炎で発熱し、退院できなくなった。この発熱騒動が三度も繰り返され、そのつど、退院は延び延びになった。

家族は在宅ケアに向けて、病棟の看護師から吸引の指導を受け、看護師に勧められた吸引器と吸入器、パルスオキシメーター（経皮的に動脈血酸素飽和度を計る医療機器）を購入して退院を待っていたそうだ。そして、夜間も定期的に痰の吸引が必要なので、「吸引ができるヘルパーを探してほしい」との依頼が私たちにあった。

余命が限られている人に、今必要なことは何なのか。本人や家族の希望を第一に考えなければならない。少なくとも、病院の医療を在宅でそのまま続けることではない。

退院後は、軟らかいものなら口から食べることができたので点滴量を減らし、夜間の吸引はまったく必要なくなった。パルスオキシメーターも使う必要がなかった。呼吸困難とは「本人が息苦しいと感じること」であって、「血中の酸素飽和度が正常値を下回ること」ではないからだ。ときどき発熱することもあったが、解熱剤とクーリングで対応できた。

胃瘻をつけないのは「姥捨て山に親を捨てにいく」こと?

八十歳の甲状腺がんの患者さん。三年前に手術を受けたが、再発して最期が近くなっていると主治医から説明を受け、在宅ケアの相談にみえた。

娘さんは、「もう検査も受けないで家へ連れて帰ろう」と思っていたが、昨日、病院の主治医から「甲状腺がんのために食道がふさがれて、食べられなくなるおそれがある。内視鏡検査をして、どれくらい食べ物が通るか確認し、必要なら胃瘻を造設したほうがよい。このまま放っておくことは姥捨て山に親を捨てにいくようなものだ」と言われ、動揺してしまったとのこと。母にそんなことをしてはいけないと思い、内視鏡検査を受け、その結果次第では胃瘻を造設するという同意書にサインをしたという。

いろいろ選択肢がある中でお母さんにとって何がベストか、そして何が起こり得るのかを予測しながら、娘さんと在宅医と私で、話し合った。

娘さんは、「母はときどき、『新潟のお米でつくったおにぎりが食べたい』『熱いおうどんをするするとすすりたい』と言う。ほしいものを食べさせたい。それなのに検査をしなければ食べてはいけないなんて。検査で苦しい思いをすることなく帰りたいと願っている母を家に帰してやりたい」と訴えた。在宅医からは、「もし栄養が問題になるようなら、中心静脈栄養ができるようにCVポートをつけてもらってはどうだろう」「食べられるだけ食べてもらいましょう。食べたいというのは、お母さんの体が自然に要求していることです。もっと生きられるのに、がんのために食べ物が通らなくなって、栄養がとれなくなったときは、中心静脈栄養で栄養を補いましょう」という提案。私からも、「自然に逆らわないで、お母さんの持っていらっしゃる生命力に命を預けてお世話しませんか」とアドバイスした。

そして、「母は自分が姑を看たときのことが頭にあると思います。昔はこんなに検査、検査と言わなかった。食べられなくなって一週間で亡くなったとか」と言う娘さんに、私は「昔は自然でしたね。でも、自然に任せるだけでは痛みに苦しんだりすることもあるので、医療はしっかりサポートしますよ」と話した。娘さんは、「胃瘻をつくらなくても見捨てるわけではないのですね。胃瘻をつくらないで、十分にお世話をするほうが母の気持ちに添うことかもしれません。ほっとしました。病院の医師が説明をしてくださると、『なるほど、胃瘻をつけることが命を救うことになるのだ』と心が動かされます。でも今、話し合ってみて、胃瘻をつけることだけが母を本当の意味で生かすことではないのがわかりました」と気持ちの整理ができた様子だった。そして、「病院に戻って、内視鏡検査と胃瘻造設の同意書を撤回することができるでしょうか」と尋ねられた。私は、「お母さんの気持ちをよく聞いて、もう一度、主治医とじっくり話し合ってみてくださいね」と言った。

在宅医は病院の主治医に電話をして、家族の思いを伝えたが、主治医には病院の医師としての考えがあるようだった。娘さんと本人からしっかり主治医に希望を伝えるしかないのだろう。主治医にしっかり希望を述べて、お母さんを家に連れて帰ることができるだろうか。「こんなとき、病院の看護師さんが、患者さんや家族の希望をよーく聞いて、医師との間に入って調整してくれればいいのだが」と思った。

シームレスケアとは

病院と連携するとき、何かがすれ違ってお互いの思いがかみ合っていないと感じることが多い。場所が変わってもシームレス（継ぎ目のない、継続的な）にケアをする必要があると言われ、病院で行っている医療を切れ目なく在宅でも続けるということに重点が置かれているからではあるまいか。

シームレスケア、切れ目のないケアとは、先にも述べたが、「医療がシームレスに提供できる」ということではなく、「患者さんの生活が、あるいは生き方がシームレスに継続できる」ということではないだろうか。

家に帰って、自分の生活をこれまでと同じように続け、自分の生き方をする。そのことをサポートするために、医療をどのように組み立てるのか。それは、病院の医療とは異なった視点で考える必要がある。

「それは医師の役割だ」と割り切っている看護師もいる。しかし、患者さんや家族の生活が見える看護師ならば、どのように医療を組み立てれば生活をシームレスに継続できるかを医師に進言し、医師とともに考えることができる。私はこの働きこそが看護の専門性だと思う。ともすれば混同されがちな、訪問看護師と介護職の働きの違いでもあるだろう。

求められる「発想の転換」

大学で在宅看護論を教えていたとき、最初の講義の冒頭で、「発想の転換」と大きく黒板に書くことにしていた。それまで急性期の看護を学んできた学生たちは、命を救うために病態生理や薬理学や治療法を、そして看護の方法を身につけてきている。しかしそれをそのまま在宅ケアの場に当てはめて考えてもらっては困るからである。「病院医療の継続」か、「生活をするための医療の組み立て」か、それは大変重要なことである。

マーガレット・ニューマンは、「ナースの責任は人々を健康な状態にしたり、彼らが病気になるのを防ぐことではなく、より高いレベルの意識へと移るために、人々が自分の内部の力を認識できるように援助することである」[16]と言っている。

この言葉は、単に病気がない状態を健康と言うのではなく、病気があっても人として成長し成熟していくことが健康であること、そして、まさにその健康を支える看護にこそ、パラダイムシフトが必要だということを教えてくれている。

そしてこれは、病院の医療と在宅での緩和医療（ケア）にも必要だ。「病気を治すための医療」から、「病気や死に直面していることに意味を見いだし、自分の生活をするための医療（ケア）」へと転換することが重要なのではないか。そのことを理解しないで在宅との連携を進める病院の医師や看護師がいると、私たち在宅ケアを担う者には大変なストレスとなる。病院との連携の現場におけるパラダイムシフトを進めていくためには、訪問看護師が力をつけ、パラダイムシフトをするための調整力を発揮しなければならない。私はそのように考えている。

第5章

これからの在宅ケアを考える②

誰もが家で老いて死ねるまちに

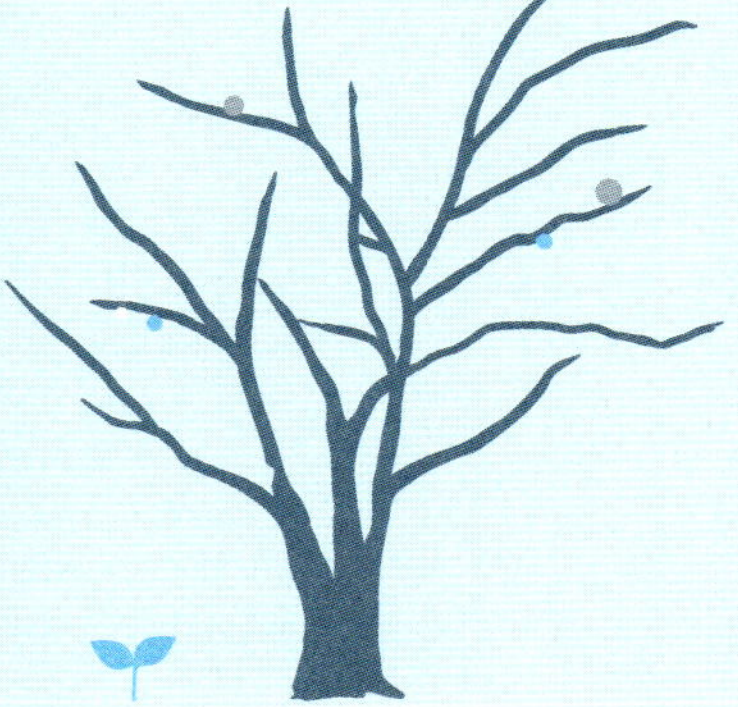

在宅緩和ケアを担う訪問看護ステーションの実現

訪問看護ステーションは今まで、在宅で看護が必要な人であれば、どんな人でもケアすることを推し進めてきた。訪問看護ステーションのパンフレットにも、対象者は、小児からターミナル（終末期）まで、医療処置やリハビリが必要な人、精神疾患・認知症・難病、などと書かれている。まるで、訪問看護ステーションには、何でもできるスーパーマンのような訪問看護師がいるかのようだ。

ところで、精神疾患患者の訪問看護を提供する者には、一定の経験や研修の受講が必要とされるのに、なぜ緩和ケアでは「訪問看護師」と名乗りさえすれば、どんな訪問看護師でも、どんなステーションでも提供が可能なのだろうか。

あるデータによれば、一般の在宅医療チームがケアを担うと在宅死率は五十パーセント、在宅緩和ケアの専門チームがケアを担うと九十パーセント以上になるという[17)]。緩和ケアを専門的に担える訪問看護ステーションがあったら、家で緩和ケアを受けたいならそこに依頼すれば、安心して家で過ごすことが可能になる。

「退院時に病院で紹介された訪問看護ステーションにお世話になったが、痛みや呼吸苦などの症状が強くなると在宅ケアの限界と言われ、救急車を呼んで再入院になった」という話をよく聞く。

緩和ケア訪問看護ステーションをつくりたい

緩和ケアに専門特化した訪問看護ステーションがあってもよいのではないか。そのことについて考え始めたのは、今から十数年前、私が白血病にかかる前のことだった。

訪問看護ステーションが少ない地域では、どのような対象者もケアしなければならない。それがその地域でのステーションの使命だろう。しかし、何でもこなせるステーションがある一方、対象者によっては専門的にきちんとケアができるステーションが必要な場合もあると考えた。そこで、「専門特化型訪問看護ステーションのサービス提供体制に関する調査研究事業」[18]というテーマで厚生労働省に研究を申請し、専門特化型ステーションのありようを考え、基準づくりまで自分たちで担いたいと考えた。

しかし、この研究計画を作成して、いざ現場の人と大学の研究者と一体になって研究を始めようとしたときに、私は白血病で長期療養を余儀なくされたのである。そのため、この研究は、当時、東京大学講師だった田高悦子先生に取りまとめをお願いすることになった。この研究で専門特化型として取り上げたのは、緩和ケア・認知症・難病。緩和ケアの訪問看護については、当時、首都大学東京の准教授だった福井小紀子先生が担当された。田高先生はじめ多くの研究者のおかげで、研究としては高い評価を受け、研究結果は多くの現場でケアの参考にされたが、残念ながら基準として活用されることはなく、実際に専門特化型訪問看護ステーションは生まれなかった。

しかし、十数年前に芽生えた思いは、今もなお私の中で息づいている。在宅ホスピスケアを始めたとき、仲間の訪問看護師たちと、ホスピスケアはどのようにすればよいのか参考になる本を探し読んだ。Vincent Mor の〝Hospice Care Systems〟[19)] には、〝Hospice is primarily nursing intervention〟（ホスピスとは元来、看護介入である）と記されていた。この言葉は、今も私の背中を押してくれている。

患者さんや家族が家で緩和ケアを受け、日々を安心して過ごし、最期が近づいたら身も心も整えられて死に向かう。患者さん本人だけではなく、家族もその死を穏やかに受け入れる。そのために二十四時間体制で支える。その死が個人や家族だけのものではなく、地域の文化を築いた一人の死として地域で支えられるようにする。そんなステーションをつくりたいと思い続けてきた。

在宅で緩和ケアを提供するため動き始めた訪問看護師たち

現場でも、緩和ケアを提供する訪問看護ステーションをつくろうと、多くの訪問看護師が動き始めている。高齢者ケアのための介護保険サービスの中で、やりにくさを感じながらも困難を乗り越え、地に足のついた活動を続けている。

その多くが、緩和ケアができる在宅医とチームを組んで活動している。医師と看護師の連携は、訪問看護指示書を出す・受けるだけの関係ではない。患者さんの生き方に触れ、難しい症状への対応も問われる緩和ケアでは、医師と思いを共有し、二十四時間、ともに患者さんを支えているのだと思う。

このような緩和ケアを中心に活動している訪問看護ステーションが、力を合わせて活動を広げる必要性を強く感じ、「緩和ケア訪問看護ステーション連絡会」を自主的に立ち上げた。

まだ小さな組織ではあるが、緩和ケア訪問看護師を育てるために厚生労働科学研究「被災地に展開可能ながん在宅緩和医療システムの構築に関する研究」[20]の一環として教育プログラムの開発と実際の教育を行った。講義だけではなく、緩和ケア訪問看護ステーションでの実習も組み入れたプログラムの効果を評価している。実習を引き受けている訪問看護ステーション（医療機関の訪問看護を含む）は、北海道・宮城・東京・静岡・奈良・愛媛にあり、一定の方式にのっとって現場での実践を重視して研修を組んでいる。

この連絡会に所属するステーションの特徴をまとめてみると、①在宅緩和ケアチームを創り、チームの中で活動している、②緩和ケアに精通した専門看護師や認定看護師がいる、③緩和ケアができる医師と連携し、訪問看護師が裁量をもって症状コントロールを行っている、④一人暮らしや複雑な症状を呈するいわゆる困難事例をケアしている、⑤多くの末期がん患者をケアしている、⑥二十四時間ケアをプログラム化している、⑦在宅死率が高い、⑧症状コントロールだけではなく、全人的なケアを行っている、⑨家族をケアの対象者としている、などが挙げられる[21]。

チームとしてのケア力が高く、自然の流れとして在宅死までケアすることが可能になっているのだろう。

パリアンがめざすもの

手前味噌になるが、「緩和ケア訪問看護ステーション連絡会」のメンバーである、わが訪問看護パリアンの活動を紹介したい。

パリアンには十人の看護師がいて、常に二十五～三十人の終末期のがん患者さんを看ている（介護保険対象の高齢者も十人ほどケアしている）。医師と話し合って作成した「事前約束指示書」に基づいて、訪問看護師がオピオイドの増量、オピオイドローテーションなどを行えるようにしているため、訪問したとき、あるいは電話で相談を受けたとき、訪問看護師は即座に症状コントロールをする。また、患者さんが亡くなったと連絡を受けたとき、医師がすぐ患者さん宅に駆けつけられない場合は、訪問看護師が死の三徴候を確認して、医師の死亡診断の前に死後のケア（死亡診断前なので、正確には死後のケアとは言えない。「必要なケア」と呼んではどうかとの法律家からの意見もある）を行う。この事前約束指示には、「標準約束指示」と患者さんそれぞれの「個別約束指示」とがある（詳細については文献[22]を見ていただきたい）。

また、二十四時間ケアのファーストコールも看護師が受け、判断してケアを行っている。

このように、医師の事前約束指示書によって、看護師に裁量が与えられていることで一番メリットがあるのは、患者さんたちである。

看護師は、それをやりがいがあると捉えて看護の力を発揮している人たちである。医療的なことだけではなく、患者さんや家族の思いを酌み、どのようにケアすれば患者さんの思いどおりの生活を支えることができるか。チームメンバーと一緒に相談しながらケアにあたっている。

また、死を前にした心の悩みに対しては、訪問看護師だけで支えられないときもあり、ボランティアに患者さんの話を聞いてもらったりもしている。さらに、前に紹介した「サロン・ド・パリアン」と名づけたがんサロンを、ボランティア主体で週に一回開いており、地域のがん患者さんやパリアンのがん患者さんと食事をともにしながら、語らいのときを持っている。

がん患者さんに限らず、在宅での緩和ケアは今後ますます必要性を増してくるであろう。家での緩和ケアを求めている人がコンタクトをとれば、すぐに対応して十分なケアをしてくれる。もう大丈夫と安心できる。パリアンも、このように患者さんや家族の支えになれるよう力をつけ、信頼される訪問看護ステーションになりたいと思っている。

在宅緩和ケアで求められるチーム像

在宅医療のチームケアとは

八十六歳の患者さんの息子さんから相談を受けた。膵臓がんの末期で、往診をしてくれている在宅療養支援診療所の医師が「脱水予防のため点滴が必要」と、訪問看護師に指示をし、毎日四時間かけて千ミリリットルの輸液をしている。しかし、本人が嫌がって針を抜こうとするので、「ヘルパーを自費で依頼して、点滴が終了するまで見張っておくように」と言われたとのこと。腹水もたまっている。このまま点滴を続けなければならないのだろうかと疑問に思ったのだそうだ。

家族にとっては、本人が嫌がる点滴を、見張りをつけてまで、何のために続けなければならないのかが一番の疑問だったようだ。私は、点滴のために訪問をしている訪問看護ステーションに電話をして、状況を聞いた。「経口摂取が十分にできず水分が不足しているので、医師の指示で毎日点滴をするために訪問しています」という返事だった。「腹水がたまっているし、本人が嫌がっているのに点滴をすることに、家族は疑問を持っているようですよ」と話すと、「私たちも、がんの末期の人にそこまでしなくても……と思ってはいるのですが、いくら腹水がたまっていても脱水は予防しなければいけないし、医師の指示ですから」と言った。家族の思いを医師に伝えることもなく、訪問看護師としての意見を言うでもなく、また、医師とケアの方針について話し合うでもなく、ただ医師の指示どおりに訪問して点滴をする。これが在宅医療のチームケアと言えるだろうか。

訪問看護師はさらに次のように続けた。「家族が医師の交代を望むなら、交代した医師から訪問看護指示書をもらって訪問します。訪問看護を始めてまだ一週間なので、今、訪問看護師が変わると、患者さんもそのご主人もご高齢なので混乱すると思います」と。私は、「これから家で最期を迎えようとしている人と家族を支えるためには、ただ点滴の指示をもらって訪問するだけでは済まないと思いますよ。医師ときちんとチームを組んでケアの方針を立て、これから起こるであろう問題に対処する訪問看護が必要になってきます。どの訪問看護ステーションを選ぶかは、患者さん本人と家族が決めることです……」と、今思えば無遠慮とも言える発言をした。結果的には、家族の希望で医師も訪問看護師も交代することになった。

医師の指示に従って動く医療チーム。たしかにそのようなチームもなければならない。たとえば、救命救急センターなどでは、看護師が医師の指示に従わずに意見を主張したり、話し合いで方針を決めたりすることなどあり得ない。救急車で運ばれて、瞬時に救命のための処置が必要な患者さんへのケアは、医師のリーダーシップのもとにチームメンバーが動く。

しかし、在宅でのケアチームはいわゆる〝interdisciplinary team〟(多職種学際的連携チーム)であり、〝multidisciplinary team〟(多職種集合チーム)である救命救急チームとは、チームケアのありようを異にしている。在宅ケアに従事する者は、「チームケア」「多職種連携」の旗印のもと、専門性を持った者同士が対等な立場で情報を交換し、意見を言い合って方針を決めていくことをめざしてチームケアのあり方を模索している。しかし、現実はそれほど甘くはない。医師と訪問看護師の意見の違いはたびたびあり、納得できる合意点を見つけるのに苦慮することも多い。お互いが専門性を持って協働しようという気持ちさえあればチームはつくれるなどというのは、バラ色の夢を描いているにすぎないのかもしれない。

「本当のチーム」とは

「組織行動学の領域におけるチームワーク研究では、個人が相互依存的に働き、メンバーがほぼ固定されている集団が、チームとしての前提条件を備えている『本当のチーム』と考えられている[23)]」。

この考え方は、病院でのチーム医療では成り立つが、在宅でのチームケアではなかなか難しいだろう。しかし、「固定したメンバー」を「協働するメンバー」に置き換えれば、在宅ケアのチームも本当のチームに近づくことはできる。

介護保険制度や医療保険制度では、メンバーが固定していることはよしとされない。たとえば、ケアマネジャーはできるだけ同一組織のサービスだけでケアプランを組まない、また、同一法人の医師と看護師が同日に訪問すると、片方の訪問しか診療報酬で算定できないなど。制度は、本当のチームをつくることをあえて阻んでいるのではないかとさえ思われる。

制度や仕組みから在宅でのケアチームをみると、組織行動学で言う「本当のチーム」ではなく、いわば「寄せ集めチーム」である。そして、寄せ集めチームがサービス担当者会議や退院時共同指導、さまざまな書類による情報交換をすることにより、本当のチームに近づけるよう誘導している。このような診療報酬で誘導する方法は、形だけが先行してそのまま形骸化するおそれがある。現場で一人一人が費やしている時間と労力が実を結び、もっと自然な形で本当のチームになれないのだろうか。同一組織でなくても同一法人でなくてもよい、それでもメンバーがほぼ固定され、相互依存的に働けるチームはできないだろうか。ただ単にサービスを組み合わせてケアをすることが、チームケアではないのだ。

チームケアの求める協働関係

最近、多職種連携、チーム医療といった場面で、「顔が見える関係」というフレーズをよく目にする。しかし、顔が見えさえすればチームになれるのか。それはチームを組む入口にすぎない。

私は「心が見える関係」が本当のチームだと思っている。顔が見える関係は単に業務の上で連携しているだけである。ケアの考え方が同じ方向を向き、心が見える関係こそがチームケアの求める協働関係ではなかろうか。

心が見える関係は、「けんかができる関係」と言い換えることもできると思う。すなわち、「お互いが素直に意見を言い合える関係」「考え方が違っていても、たとえすべて納得ができなくても、腑に落ちる方針をお互いが歩み寄りながら見つけることができる関係」「けんかができるほどお互いに敬意を払っている関係」、そして「けんかの後、よりよいチームになっていく関係」だ。実は私は長らくこちらの表現を使っていたのだが、「けんか」という表現には、「我を張る」というニュアンスが強いため、現在では「心が見える関係」と表現するようになった。

成熟したよいチームをつくる仕掛け

成熟したよいチームをつくるには、単にチームメンバーの気づきや努力に頼るだけではなく、それなりの仕掛けが必要だと思っている。例として、パリアンでの実践を紹介しよう。

一つ目は、情報共有である。個々の気づきと努力で情報を伝え合うのは当然のことだが、気づきがなくても情報を共有できるシステムがある。それは、①カルテの共有（医師と訪問看護師は別々のカルテに記録するが、必要時にお互いのカルテを見ることができる）と、②週間情報シートの作成（訪問時の変化、薬剤・家族状況の変化を短い文章で記入し、すべての患者さんの情報を一覧にしている）だ。

二つ目は、頻繁な意見の交換とケア方針の決定である。パリアンには、引き継ぎを兼ねた一週間に三度も行われるカンファレンスと、必要時に行われる事例検討会、そして一か月に一回開催されるデスカンファレンス（亡くなった患者さんへのケアの振り返り）がある。

三つ目は、訪問看護師が裁量を持つことである。私たちは医師と話し合って「事前約束指示書」（標準約束指示書と患者個々に出される個別約束指示書から成っている）を医師から受けている。看護師はそれに従って薬を選択したり、増量したりするなどの裁量が認められている。

たとえば、訪問看護師が患者さんを訪問した際、がん性の痛みが強くなっていたら、事前約束指示に従って訪問看護師の判断でモルヒネを増量して痛みを緩和する。また、経口摂取ができなくなっていたら、薬の投与方法を変更する。どのように変えるかも訪問看護師の裁量に任されている。もちろん、事前約束指示には、事後に医師へ報告することも含まれている。これは、今、注目されている特定行為と同じ考え方かもしれない。事前約束指示についての詳細は、文献[22)24)]に掲載されているのでご覧いただきたい。

在宅緩和ケアのチームに必要なcompassion

「在宅緩和ケアのチームメンバーにはcompassionが求められる」。これは、パリアンの姉妹ホスピスであるホスピスハワイ（https://www.hospicehawaii.org/）の最高経営責任者（CEO）、Kenneth L. Zeri氏が、聖路加国際大学で開催されたがんプロフェッショナル養成基盤推進プラン事業「在宅緩和ケアにおける高度がん看護実践と課題」で語った言葉だ。

compassionには、概念分析までされた深い意味があるのだろうが、一言で言い表すと、「他の人の苦しみを思いやり、その人の幸せを望むときに経験する感情[25)]」である。通訳の方は苦慮した末に、「深い思いやり」と訳していた。

compassionは、次の三つの要素から成っているという。[26)] ①mindfulness（価値判断せず、また感情にとらわれず注意を向けること）、②self-kindness（自他に対して批判的になったり、防衛的になったりせずに優しくあること）、③common humanity（つらい経験を個人に特異的なものとして捉えるのではなく、人ならば誰しも経験することと捉えること）だ。

Zeri氏は、ケアをするとき、患者さんや家族に対してcompassionを持つことだけでなく、チームメンバー同士がcompassionを持ってともにケアにあたることも重要だと話した。

在宅緩和ケアでは、患者さんを全人的に捉え、ケアをする。そこには、身体的ニーズ・心理的ニーズ・霊的ニーズ・社会的ニーズがある。さらに、施設ではなく、在宅にいることから、チームでなければ解決できないニーズも出てくる。医療ニーズ・介護ニーズ・家事ニーズ・より豊かに生きるためのニーズである。

患者さんと家族によりよいケアができるよう、単に寄せ集めチームで終わるのではなく、チームメンバーがお互いにcompassionを持って支え合いながら、本当のチームになることをめざしたい。

「家で死ねるまちづくり」

「老い」と「死」を支えるまちをつくりたい

「何の役にも立たない私が、ここで家族や皆さんのお世話になっていていいのでしょうか。迷惑ばかりかけて。早くお迎えが来てほしい……」。

訪問先で患者さんがこんな言葉を私にぶつけてきた。それも一度や二度ではなかった。とっさに、「いいんですよ。心配しないで皆の世話になってください。老いることや死ぬことを、まわりの者に身をもって教えてくださっているのですから」と答えた。しかしその言葉はきれいごとのように空々しく、発した私自身にさえ、言葉だけが一人歩きしているように思えた。当然、患者さんの心には響くはずもなかっただろう。いったい、どう言えばよかったのか。このことがずっと心から離れなかった。

なぜ、何もできなくなった年老いた人や、死を前にした人は、このようなことを口にするのだろうか。いくら訪問看護師が「どうぞ世話になってください。それがあなたの役割ですから」と言ったところで、まわりの人からの「生きていてほしい」という切実な思いを本人が実感できなければ、言葉は空しく響くだけだ。

老いて死を前にして何もできなくなっても、たとえ世話になるだけの存在であっても、家族や友人、地域の人が、「ここにいていいのだよ」「ここにいてほしい」と心から思っていなければ、そして本人がそれを実感できなければ、生きているのがつらくなるだろう。地域の人皆で「老い」を、「死」を支えるまちをつくりたい。このまちで老いて死んでいっていいのだと皆が思えるまちを――。

こんな思いから二〇〇〇年、パリアンのある下町の墨田区で、「家で死ねるまちづくり」を始めた。

「家で死ねるまちづくり」始動

当初めざした「家で死ねるまちづくり」は、今考えると、厚生労働省が現在普及させようとしている地域包括ケアシステムと似ているかもしれない。しかし、こちらは行政主導の取り組みではなく、現場の訪問看護師が仲間や市民と一緒に始めた小さな活動、「誰でも老いて死んでいけるまちにしよう」という思いから始まった草の根的な活動だ。

草の根運動は、年齢に関係なく若者でも高齢者でも、男性でも女性でも、「思い」さえあれば参加できる。最初から行政が予算を組んでするような大きなことはできなくても、小さな活動がやがて大きなうねりになって広がっていくこともある。それは、活動に寄せる人たちの思いがその核になっているからだ。

国によるシステムづくりには、補助金や診療報酬という形で必ずお金がつく。しかし、草の根運動は、そうはいかない。つまり、活動資金がない。

日本人は得てして、お上の言うことは忠実に実行する。資金が伴うからだ。そして、全国的なシステムになっていく。それに対して私たちが一番大切にしたかったのは、市民と一緒に考えて活動し、システムを築くということだった。

ちょうどそのころ、日本看護協会で「地域における看護提供システムモデル事業」を募集していた。早速、「家で死ねるまちづくり　訪問看護ステーションを核とした市民参加型在宅ターミナルケアシステムの構築」という堅いテーマで応募した。「エンド・オブ・ライフケア」とか、「緩和ケア」といった言葉ではなく、「ターミナルケア」という言葉が一般的だった時代だ。

モデル事業の審査の席で、「『家で死ねるまち』というのはどうかと思う。『死』という言葉は避けたほうがよいのではないか。『健康なまちづくり』なら市民が参加しやすくなるのでは？」という指導をいただいた。今以上に「死」は、前面に押し出すにははばかられるテーマだったのだ。私は、「あえて『死』を前面に出して、死ぬということを市民と一緒に考えるところから始めたい」と、高名な審査員に生意気なことを言ったのを、今でもはっきり覚えている。「お手並み拝見」と審査員に言い返されたことも。

しかし、当時としてはテーマが斬新だったのか、活動費をいただき、モデル事業を始めることができた。

行政主導の取り組みとは異なる草の根運動

今、国を挙げて地域包括ケアシステムの構築に向かっている。その最前線に立たされた市区町村では、いろいろな仕組みづくりを始めている。しかし、その中身が何たるかの実態は、見えてこない。

区の保健医療の担当者と在宅緩和ケアについて話したとき、地域包括ケアシステムについても話が及んだ。区の担当者は、「予算がついたので、まずは地域包括ケアシステムを担当する部署の人材確保から始めます。誰かいい人いないかなあ。三十代か四十代の保健師さんがいいのだけれど」と言った。しかし、私が「担当者はかなりの力量を持った人でなければね。こんな人を選んでほしいな。まず、地域住民が何を望んでいるのか知ろうとする人・地域の中でネットワークを持った人・地域住民の老いや死を真剣に考え、地域を愛している人・新しいサービスを地域住民と一緒に生み出していける人……」と言うと、「そんな人いるわけがないでしょう」と速攻で否定。それならと、「では、三十代や四十代の人をターゲットにするだけではなく、若い人と協力して仕事をしてくれる、経験のある高齢者を組み合わせて雇用しては？　経験豊かで地域をよくしたいという熱い思いを持った、退職した保健師さんか看護師さんもいると思うのだけど」と言えば、「公務員として雇用するのだから、高齢者は採用できないわね」と言い、話はそこで終わってしまった。

モデル事業とその成果

日本看護協会のモデル事業として行った「家で死ねるまちづくり」では、市民とともにいろいろな職種の人が集まった。一年間かけて、住民の勉強会やボランティア講習会を開き、実際にチームを組んで在宅での看取りに取り組んでみたり、住民や民生委員などの意識調査をしたりもした。

まちづくりに大切なことは、住民の「思い」と「力」だ。そして、それらを集結させて活動に結びつける仕掛けをつくる人も必要だ。しかし、「家で死ねるまち」を本当に実現できるのは、ケアを通じて築き上げられたネットワークだと思った。

活動を進めていく中で、ケアを通じて仲間になった医師・薬剤師・ケアマネジャーなどの専門職、ボランティアや民生委員、社会福祉協議会・役所の人、そしてその人たちの知り合いが、自分の職域を代表してではなく、「思い」を持った個人として参加してくださるようになった。ここからが「家で死ねるまちづくり」の本当の意味での始まりだった。

メンバーが集まって会議を重ね、実践していくと同時に、会議の後には必ず居酒屋に席を移し、ざっくばらんに意見を言い合う。そうして参加者の心がつながっていった。

しかし実を言うと、このような形でのコミュニケーションを私はあまり得意としていない。どちらかと言うと、会議で意見を言い合って物事を決め、進めていきたいタイプだ。しかし、日本的コミュニケーション術とも言うべきか、酒を酌み交わしながら話し、大筋を決めて了解をとるというこの「ノミニケーション」のよさも、一概に否定はできない。「都合などでそういう集まりに参加できない人は？」「こんなところで大事な物事を決めていいの？」などといった疑問もないわけではないが。

さて、まちづくりの事例が紹介されている田村明氏の『まちづくりの実践』には、こう記されている。[27)]

「まちづくりには5人の馬鹿がいる。①発想力のある知恵者、②すぐに同調して乗りやすい人、③少し別な角度から批判する目をもつ人、④働くことを厭《いと》わない人、⑤雰囲気を楽しくさせる人」。

私たちのまちづくりには、このような「馬鹿」がいたのだろうか。今、振り返ってみると、足りないところがあったようにも思う。

日本看護協会のモデル事業としての「家で死ねるまちづくり」は、一年間で一応の区切りをつけ、その結果は行政への提言として次のようにまとめた（二〇〇一年）。

①在宅ターミナルケア検討会の設置
②区民向け講演会・勉強会の実施
③在宅ターミナルケアボランティアの育成
④在宅ターミナルケアに従事する専門職の育成
⑤在宅ターミナルケアとは（基準の検討）

当時、この提言は取り上げられることはなかった。しかし、それから十五年たった今、墨田区がん対策推進会議で、がん対策の一つとして在宅緩和ケアが取り上げられ、少しずつ実践に移されている。

市民を交えたまちづくりとしての再開

モデル事業終了後、「家で死ねるまちづくり」の活動は下火になっていったが、ターミナルケアの実践とボランティア活動は、かかわった人々それぞれの所属組織で続けられていた。

しかしやはり、組織的に活動を再開しなければという思いが募った。二〇〇八年のことである。

八年の間に、在宅での緩和ケアや看取りは、介護保険・医療保険のサービスとして提供できるようになっていた。しかし、市民を交えたまちづくりは未完成のままだったのだ。

とはいえ、活動を再開したくても、資金がない。あまり「お金、お金」とは言いたくはないが、活動母体の「特定非営利活動（ＮＰＯ）法人すみだ在宅ホスピス緩和ケア連絡会あこも」（http://www.sumida-acomo.jimdo.com）（当時は任意団体。ＮＰＯ法人化については後述）（以下、連絡会）の会費だけではまかなえない。

助成金を得るということ

頭を悩ませていたちょうどそのころ、東京都が在宅医療ネットワーク推進事業を実施するという情報を得た。これに選ばれれば、助成金が得られる。当時、私が顧問をしていた東京訪問看護ステーション協議会の役員会の席で、東京都の職員からたまたま耳にした情報だった。しかし、国をはじめとする公の助成金というのは、広くは知らされずに、行政が推薦したいところにのみ下りてくるという仕組みのような気がする。

とはいえ、行政が出す助成金は政策策定を目的にしているため、どのような活動に助成するか目星をつけるのも理解できる。国から都道府県へ、そして市区町村へ情報が下りてきて、都道府県や市区町村が助成先を推薦するというプロセス。現場にいる私たちは、その仕組みを踏まえて動かなければ助成金をもらえない。訪問看護師がロビー活動をする意味もそこにあるのかもしれない。

「家で死ねるまちづくり」のため、東京都から助成金を得るプロセスでは多くのことを学んだ。公的な助成金を得るには、その受け皿が必要だ。志を持った熱意ある団体だという主張だけでは、税金が投入される公的な助成金はもらえない。業績があり、社会的信頼のある法人が受け皿でなければならない。

そこで私はまず、行政の担当者と区医師会の会長にお願いに行った。医師会の会長は「今、大切なことだからぜひやってほしい。後押しをするよ」と言って、力づけてくださった。しかし、医師会が補助金の受け皿になって活動拠点になるということになったら、ことは会長の一存では済まされない。医師会の地域医療委員会で討議し、最終的に理事会の決議を経て決まる。私たち連絡会の役員は、地域医療委員会や理事会で活動について説明することになった。

「この活動が、今、墨田区に必要だという科学的根拠がない。『区民の思い』と言うけれど、統計もとらず、質的なデータだけでは納得できない」「君は国がどのように在宅医療を進めようとしているか知っているのかね」「ある特定の者が利益を得るようなことにならないように活動を進めてほしい」など、さすが医師会理事の質問や意見は鋭かった。

冷や汗をかきながら答える私に、「こんなによくしゃべる看護師は初めて見た」と、皮肉交じりのお褒めの言葉をいただいた。

理事の中には、突然のことで理解しがたいという方もいたが、後押ししてくださる方もあり、結果、医師会が助成金の受け皿になって活動拠点になることを了解してもらえた。

それにしても、今、思い出しても赤面の至りだ。怖いもの知らずと言おうか、常識はずれと言おうか。医師会に殴り込むような形での私たちの申し入れを、よくぞ受け入れてくださったものだと感謝している。

行政には行政の、医師会には医師会の、物事の決め方・進め方がある。それなのにその決定プロセスを理解しないまま、熱意だけで一緒に活動してほしいと申し入れてしまった。お互いの事情を尊重し合いながらパートナーシップを組み、力を出し合うことの大切さを、恥ずかしながら今ごろになり、身をもって学ぶことができた。

「思い」から生まれたアクションプラン

さあ、いよいよ活動開始だ。まずはステークホルダー（利害関係者）と思われる人に、参加してもらえないかとお願いに回った。在宅医療に熱心な医師、訪問看護師、薬剤師会の会長、都立病院の院長、緩和ケア病棟を持つ病院の院長・緩和ケア科の部長、そして社会福祉協議会・教育委員会・保健所の人、ボランティア、民生委員、遺族など。

区役所にある区議会議員室にまで押しかけて議員に説明した。しかしさすがにこれはやりすぎで、後で区役所の担当部署から注意を受けた。行政や医師会がかかわっている活動ではあるが、勝手に議員室を訪ねられては困るということで、個人的に議員にお願いするべきだったのだ。後日、区長にも会って説明させてもらった。

そうして総勢四十人くらいが集まった。皆、団体の代表者としてではなく、団体に所属する個人として参加してもらった。自由に意見が言えるからだ。

まず、「在宅で緩和ケアを普及させるために」「家で最期のときを過ごしたいと思っている人の願いをかなえるために」、今、墨田区に何が必要か話し合った。

日本アクションリサーチ協会の内山研一会長の指導のもと、アクションリサーチ(注)の手法で参加者が語り合った。休日を丸三日間使っての議論。参加者の熱意に驚かされた。

そして、連絡会で皆の意見を集約し(これには議論以上に時間がかかった)、アクションプランとして次のようにまとめた。

①区民向け講演会を開く（墨田区で最期を迎えられることを知ってもらう）。
②勉強会を開く（病院での出前勉強会・福祉職の勉強会・ボランティアの育成）。
③活用できるサービスをホームページ上で公表する。
④看取りのサービスを提供する拠点（相談・教育・サービスを提供する緩和ケアグループホーム）をつくる。

①〜③は順調にできた。しかし、④は多くの困難にぶつかって行ったり来たりし、未だに実行に移せていない（これについては、また後ほど述べる）。

NPO法人化で広がった活動

その後、私たちは活動が社会的に認知されるようにと、連絡会をNPO法人化した。NPO法人の発会式は、東日本大震災の翌日で、「中止にしよう」という声もあったが強行した。電車が動かず歩いて来た人、会場近くに泊まり込んで参加した人など、八十人あまりが、大変な思いをして集まってくださった。あいさつに立った区長代理の保健計画課の課長さんは、対策に追われる中を抜け出しての参加で、作業服姿のままだった。記念講演をお願いしていた衆議院議員の柿沢未途《みと》さんは、被災地支援のために指示を出しながらの講演になった。がんで亡くなられた父上の柿澤弘治さん（元・衆議院議員）を自宅でお世話された経験から、在宅緩和ケアの必要性を話してくださった。被災地のことを思いながら、被災地のために動きながら執り行われた、忘れられない発会式になった。

ＮＰＯ法人の認証を得たことで、ただ「思い」のある人が集まった私的な会ではなく、公的に認められた会となり、活動が広がった。ＮＰＯ法人あこもの代表の私は、墨田区のがん対策推進協議会の委員として活動できるようになり、在宅緩和ケア事業も委託されるようになった。とはいえ、事務局には専任者を雇用するほどの資金はないため、皆それぞれ、自分の仕事をしながらの運営である。

在宅緩和ケア事業でめざす二つの方向性

区から委託された在宅緩和ケア事業を進めるための、ある会議では、がん診療連携拠点病院である都立墨東病院から退院調整看護師長・医療連携室のソーシャルワーカー・相談員・看護師が、賛育会病院から緩和ケア科の医師と看護科長が、そして連絡会からはメンバーである医師・訪問看護師・福祉職・事務職が出席し、区の担当者を交えて話し合った。現場の話から事業の展開方法まで、（時に脱線しながら）延々四時間も心おきなく語り合った。

がん患者さんを支えるときに力を合わせる必要のある、がん診療連携拠点病院・緩和ケア病棟・在宅緩和ケアのスタッフが行政を交えて心を通わせて話し合い、現場から問題提起ができるようになった。これは奇跡的とも言えるくらい、画期的で素晴らしいことだ。山あり、谷ありの「家で死ねるまちづくり」だったが、細々とでも炎を絶やさず活動を続けていれば、絆ができ、広がっていくのだ。

この会議では、二つのことが提案された。

一つは、「がん診療連携拠点病院・緩和ケア病棟・在宅緩和ケアの三者が協力して『在宅緩和ケアモデル in すみだ』をつくる」というもの。現場を理解していない研究者がデータのみ集めてつくるモデルではなく、実践現場からコツコツとつくっていくモデルだというのに、またそんな大それたことを……と思ったが、「小さな実践の積み重ねでもいいから、気負わずに力を出し合ってやってみようではないか」という考えで一致した。

まずは、ケアマネジメントをテーマにしたシンポジウムを開き、困りごとや問題、こうしたらよいと思うことなどについて、意見交換をする。その中に、参考になる意見があるかもしれない。本書でも何度か触れているように、在宅緩和ケアのマネジメントは、介護保険による高齢者の自立支援のためのケアマネジメント方法では難しい。そして、多くの人がそれに気づき始めている。そういう状況でシンポジウムを開けば、きっと何かが生まれるだろう。

もう一つは、「がんとともに生きる人を支える仕組みの一つである『がんサロン』を地域で開く」というもの。実は、すでに私たち連絡会は「がんサロンSAKURA」を墨田区から委託を受けて三年前より開催していた。

「SAKURA」のモデルとしたのは、聖路加国際病院で行われている「がんと共にゆったり生きる会」だ。精神科リエゾンナースの川名典子さんが中心になって運営されていたころに私は二〜三度参加させてもらった。患者さんたちの飾らない率直な気持ちを聞き、また、患者さん同士が自然体で力づけ合っている様子を見て、心を動かされた。患者さんたちが自由に語り合えるようにファシリテートする川名さんの力量にも感心した。当時、大学で地域看護学を教えていた私に、川名さんが、「このような会を病院だけではなく、地域でもやってみたいですね」と話しかけてくださり、「いつかは地域で開きたい」と思っていた。望んでいれば実現するもので、その後、墨田区でがんサロンを持つことができたのである。そして、「ＳＡＫＵＲＡ」が何年も続いているのは、参加したがん患者さんが変化していく姿を、私たちや行政が目の当たりにし、実感しているからだ。

緩和ケアグループホーム構想のその後

がん患者さんのグループホームをつくりたい。

家で過ごすことが無理になったがん患者さんが入れる施設としては、一般病院や緩和ケア病棟といった医療機関、そして、有料老人ホームや高齢者専用住宅がある。しかしこのような福祉施設では、医療が必要になればやはり入院となることがほとんどだ。

医療を受けながらも最期まで普通の生活を送ることのできる場所がほしい。自分が生活してきた地域で、地域の人に支えられて、最期を迎えることができないか。それは、現場で多くの人を看取ってきた看護師も、「家で死ねるまちづくり」に集った市民も共通して抱く願いだった。

先に紹介したアクションプランで掲げた、在宅緩和ケアの拠点となるグループホーム。何もないところから創ることは大変なことだとわかっていたが、皆でやってみようという熱意だけはあった。

まず、家探しから始めた。知り合いのつてをたどって、不動産屋にお願いして、いろいろ手を尽くした。見て回った家は十軒を超えた。「これなら」と思った物件もあったが、なかなか条件に合うものは見つからないものだ。

家主さんが「この家で死んでもらっては困る」と言って、貸してもらえないことも多かった。民生委員さんが家主さんである場合でもそうだった。シャッター商店街はどうかとあたってみたが、店は閉めていてもその上は住居になっていて持ち主が住んでおり、貸すわけにはいかない……という現実にもぶつかった。

治療はできなくても、同じ境遇の人が集まって、ボランティアの支援を受けて、普通に暮らす。これは夢に終わってしまうかもしれない。ぶつかった現実を直視し、まずは「死が当たり前の地域」にすることから始める必要があると、長い目で活動を捉え直すことにした。

まちづくりの主体

「家で死ねるまちづくり」で最初にめざしたことの一つに、「市民との協働」がある。そのためにいろいろなところに働きかけたが、たやすいことではなかった。皆、専門職と協働することへの戸惑いがあるのかもしれない。「自分たちが主体となる」ことが意識できず、どうしても「お手伝い」という感覚になってしまうようだ。あるいは、私たち専門職の意識にも問題があるのかもしれない。

田村明氏は『まちづくりの実践』の中で、「最近になって『まち』は住民が共同して生活するものだから、自分たちが協働して責任をもってつくってゆくという意識が生まれてきた。そういう自覚あるものを『住民』と分けて『市民』という」と述べている[27)]。まちづくりの主体は、こうした「市民」であるのが本筋だろう。市民と専門職と行政が、まちづくりのために意味ある協働をするにはどのようにすればよいのか、まだまだ道半ばである。

華々しい形として結果が残されない活動もある。私は、ある目的に向けて活動するときには、成果（outcome）も大切だが、その過程（process）のほうが意味のあるような気がしている。それは、目に見える形では残らないかもしれないが、活動中にできた人とのつながりや、そこで与えられた学び、参考にするために読んだ本に心を動かされたことなど、心に残るものがあるということだ。「家で死ねるまちづくり」も、活動に参加した人たちの絆、そして学びが、一人一人の中に残るに違いない。

（注）社会活動で生じる諸問題について、小集団での基礎的研究でそのメカニズムを解明し、得られた知見を社会に還元して現状を改善することを目的とした実践的研究。

おわりに

本書は、日本看護協会出版会発行の月刊誌「コミュニティケア」（以下、「CC」）二〇一三年九月号～二〇一五年十二月号に連載された「訪問看護師ががん患者になって考えた　死にゆく人に寄り添い支えること」を加筆・訂正の上、再構成したものである。

同社編集部の後藤英次さんにお会いしたとき、「自分の病気のことを書いてみたいと思っているのよ」となにげなく話した。それがきっかけとなり、「CC」に連載をしてみないかと、当時の「CC」編集長の濵田拓男さんが持ちかけてくださった。私の闘病体験と、死にゆく人を看護した経験をつづり、読者の皆さんと一緒に「人が死ぬ」ということを考えてみたいと思って書き始めた。しかし、いつのまにか訪問看護師さんへ向けてのメッセージが中心になってしまった感がある。一般の方々には理解しがたい専門的な話が出てくるところもあり、なんとも中途半端な内容になったのではと危惧している。

前向きに評価すれば、一般の方に訪問看護や在宅ケアの現場について関心を持っていただく材料になるのでは、そして、安くはない保険料を毎月支払い、いつかは利用することにもなる介護保険や医療保険の制度について、その矛盾を含めて理解していただく指南書になるのではないかと自負している。

私たち看護師は、人が生まれるとき、死ぬとき、そこに立ち会い、お世話することが許されている。患者さんたちが命をかけて私たちに教えてくれたことを、私たち看護師だけが独占してはいけないという思いもあった。個人情報に配慮しながら（詳細を変更して）、患者さんや家族が残してくださったことを書いた。読者の皆さんがどのように本書を生かしてくださるか。今はわくわくしながらこの「おわりに」を書いている。いかに医学が進歩しても誰にでもいつかは訪れる「死」。それぞれが考え、準備をするきっかけになれば、これほどうれしいことはない。

私は白血病で死ぬ運命にあったのに、今も若い人たちと一緒に訪問看護の現場に身を置いている。それを許してくれている周囲の理解に感謝している。高齢者になっても何らかの形で役に立つ存在であることが、生きているということなのだと実感している。

最終章で書いた「家で死ねるまちづくり」で、皆で頑張ったけれど実現しなかった、がん患者さんのグループホーム。実現はしていないけれど、その願いは今も私の心の中に息づいている。しかし最近、がん患者さんや家族にとって、「グループホーム」という形が本当によいのだろうかと思い始めた。計画が頓挫《とんざ》したのも、「もっとよく考えなさい」という警告だったのかもしれない。

この思いを強くしたのは、私たちがお世話した多くの患者さんが、「家にい続けたい」「家にいるのが一番」という思いを伝えてくれたからだ。在宅療養が始まったころには不安でも、在宅でよいケアを受けていれば、徐々に、できるだけ長く家にいたい、最期まで家にいられるかもしれないという思いに変わっていく。家にい続けるサービスを充実することが先決なのかもしれない。

ある患者さんが、緩和ケア病棟へ入院することになった。私たちの目から見れば、家で大丈夫なのにと思えたが、「一人暮らしで、離れて住む姉が通ってきて世話をしてくれている。これ以上、姉に迷惑をかけたくないから、姉の安心のためにも入院することにしたわ。入院してもあなたたちがお世話をしてくだされぱいいのにね」と、渋々入院していった。


できるだけ家にいたい。できれば最期まで。でも、いろいろな事情でそれが無理になることもある。そんな人たちが来て過ごせる部屋が、ケアを担ってきた訪問看護ステーションの中にあれば……(それも素敵な部屋が)。人々は安心して、家で過ごせるだろう。一人暮らしでも可能な限り自分の家で在宅サービスを使いながら過ごし、どうしても家での生活が無理になったら訪問看護師のそばに行ける。家族がいれば家族も一緒に。そんな構想が、ふと頭に浮かんだ。

たとえつくったとしても、その部屋を利用する人は、もしかすると誰もいないかもしれない。しかしそれは在宅で安心して過ごしている証拠だ。利用する人がいないほうが実は理想的なのかもしれない。家にいる人たちや家族のための「ひなん所」のようなものだから。それならば、ランニングコストをかけない工夫がいるだろう……。

看護小規模多機能型居宅介護という、介護保険で認められたサービスで十分まかなえるではないかという意見もある。しかしこのサービスは制度で定められているので、いろいろな制約がある。市民の力（ボランティア）も巻き込んで、より自由に患者さんと家族の思いを大切に運営できればと思っている。「訪問看護師のそばにいられる」などと言うとおこがましいと批判を受けるかもしれないが、在宅サービスをそのまま利用して、訪問看護師だけではなく、医師やヘルパー、薬剤師、ケアマネジャーなどにも力を貸してもらえるだろう。まだ計画段階で、実行に移すには山あり、谷ありだと思う。

白血病で死ぬ定めだった私がこんな希望を持ちながら、今を生きることができるのは、幸せなことだ。誰も目を留めないような小さな活動だが、小さな働きだからこそ、人々の思いが込められるのではあるまいか。「ホスピスは哲学である」と、近代ホスピスの生みの親、シシリー・ソンダースは教えている。ホスピスケアの哲学を見失うことなく、命ある限りこの小さな活動に力を注ぎたいと思っている。

本書が完成するまでに、多くの人が応援してくださった。現「CC」編集長の向山恵美子さんは私の応援者で、今回も最後まで勇気づけてくださった。連載を本にするにあたり、原稿をすみずみまでチェックしてくださった森本恵子さんは、一緒に本づくりをしている途中で偶然にも、私の中学・高校の後輩だとわかった。カトリック系のこの学校では、「人は何のために生まれ、生かされているのか」を考えさせられる機会が多かった。

また、パリアン研究員の松浦志のぶさんには、「CC」に連載していたころから、毎月、原稿に目を通して多くの示唆をいただいた。パリアンでボランティアをしてくださっている、がん患者さんである芝田葉子さんには、患者の目線で原稿を読んでいただいた。私がともすれば専門家目線に陥ってしまうことをいつも優しくたしなめてくれた大切な人だ。芝田さんもまた、死を見つめながら今を生きている、私の人生の師なのだ。

ほかにも、ここに書ききれないほど多くの人からサポートをいただいた。心からお礼を伝えたい。そして、私たちがお世話させていただいた患者さんやご家族が本書の本当の意味での著者であることを思い、生前のお一人お一人の姿を思い浮かべながら、心から感謝している。この本がより多くの人に届くよう、見守っていてくださいとお願いしたい。

二〇一六年十二月　川越博美

17) 川越　厚：緩和ケア診療所を中心とした，地域連携ネットワークシステムの構築（1)—問題の背景，緩和ケア，19(3)，p.272-277，2009.
18) 社団法人全国訪問看護事業協会：平成17年度厚生労働省老人保健事業推進費等補助金（老人保健健康増進等事業）「専門特化型訪問看護ステーションのサービス提供体制に関する調査研究事業」，2006.
19) Vincent Mor：Hospice Care Systems：Structure, Process, Costs, and Outcome, Springer Publishing Company, 1987.
20) 2014～2016年度厚生労働科学研究費補助金（健康安全確保総合研究地域医療基盤開発推進研究）「被災地に展開可能ながん在宅緩和医療システムの構築に関する研究」(研究代表者：堀田知光).
21) 川越博美：「緩和ケア訪問看護師」の“実践力”とは—その育成に向けて，訪問看護と介護，18(7)，p.534-537，2013.
22) 佐藤智（編集代表)・片山　壽・川越博美（編集委員)：明日の在宅医療 第5巻 在宅医療・訪問看護と地域連携，中央法規出版，2008.
23) 細田満和子：「チーム医療」とは何か——医療とケアに生かす社会学からのアプローチ，日本看護協会出版会，2012.
24) 川越　厚：在宅緩和ケアを支える「事前約束指示書」その作り方・用い方，訪問看護と介護，16(2)，p.116-119，2011.
25) Joan Halifax：A heuristic model of enactive compassion, 2012. https://www.upaya.org/dox/j_halifax-a-heuristic-model-of-enactive-compassion.pdf
26) Kristin D. Neff：The development and validation of a scale to measure self-compassion, *Self and Identity*, 2, p.223-250, 2003. http://self-compassion.org/wp-content/uploads/publications/empirical.article.pdf
27) 田村　明：まちづくりの実践，岩波新書，1999.
28) 日本看護協会創立50周年記念式より，看護，49(1)，p.86-87，1997.
29) 飛延愛子：パリアン通信，第44号，p.3，2014.

文　　献

1）全国訪問看護事業協会：訪問看護の質の確保と安全なサービス提供に関する調査研究事業報告書，2014.
2）終末期医療に関する意識調査等検討会：人生の最終段階における医療に関する意識調査報告書，2014.
3）厚生労働省：平成 25 年介護サービス施設・事業所調査の概況，2013.
4）渡邉美也子，川越博美ほか：在宅緩和ケアを担う訪問看護師の実践能力――教育プログラム作成の基礎資料として，第 18 回日本緩和医療学会学術大会，p.362，2013.
5）Joyce V. Zerwekh：A family caregiving model for hospice nursing, *The Hospice Journal*, 10(1), p.27-44, 1995.
6）ヘルマン・ホイヴェルス（著）・林　幹雄（編）：人生の秋に　ホイヴェルス随想選集，新装版，春秋社，2008.
7）川越　厚：がん患者の在宅ホスピスケア，医学書院，2013.
8）J. R. Lunney *et al.*：Patterns of functional decline at the end of life, *JAMA*, 289(18), p.2387-2392, 2003.
9）佐野洋子（文）・北村裕花（絵）・小宮善彰（監修）：ヨーコさんの“言葉”，講談社，2015.
10）遠藤美由紀：在宅ターミナルケアにおける家族への看護，家族看護，1(2)，p.77-82，2003.
11）渡辺俊之：精神外来における遺族ケア，家族看護，4（2），p.78-84，2006.
12）フロレンス・ナイチンゲール（著）・湯槇ますほか（訳）：看護覚え書―看護であること看護でないこと―，改訂第 7 版，現代社，2011.
13）堂園晴彦（文）・葉　祥明（絵）：水平線の向こうから，明月堂書店，2009.
14）堂園晴彦（文）・本田哲也（絵）：サンピラー――お母さんとの約束，石風社，2011.
15）宇都宮宏子・三輪恭子（編）：これからの退院支援・退院調整――ジェネラリストナースがつなぐ外来・病棟・地域，日本看護協会出版会，2011.
16）遠藤恵美子：希望としてのがん看護――マーガレット・ニューマン“健康の理論”がひらくもの，医学書院，2001.

索　引

川越博美《かわごえひろみ》

1948年　広島県生まれ
1971年　聖路加看護大学（現・聖路加国際大学）卒業
広島女学院大学助手，ライフケアシステム訪問看護師などを経て，
1992年　老人訪問看護制度創設と同時に，白十字老人訪問看護ステーション（当時）所長
1997年　聖路加看護大学地域看護学教授
2004年　聖路加看護大学看護実践開発研究センター教授
現　在　訪問看護パリアン看護部長，特定非営利活動法人すみだ在宅ホスピス緩和ケア連絡会あこも代表，聖路加国際大学臨床教授など
訪問看護師として在宅ケアの現場で奔走しながら，「誰もが当たり前に老いて死にゆくことのできる地域」づくりに取り組み続けている。
主　著　『在宅ターミナルケアのすすめ』（日本看護協会出版会，2002年）
『家で看取るということ』（共著，講談社，2005年）
『訪問看護 元気化計画―現場からの15の提案』（共著，医学書院，2010年）他

訪問看護師《ほうもんかんごし》ががんになって知《し》った「生《せい》」と「死《し》」のゆらぎ

2017年1月10日　第1版第1刷発行　〈検印省略〉

著　者　川越博美《かわごえひろみ》
発　行　株式会社 日本看護協会出版会
〒150-0001 東京都渋谷区神宮前5-8-2　日本看護協会ビル4階
〈注文・問合せ／書店窓口〉TEL/0436-23-3271　FAX/0436-23-3272
〈編集〉TEL/03-5319-7171
http://www.jnapc.co.jp
装　丁　安孫子正浩
印　刷　三報社印刷株式会社

ISBN978-4-8180-2032-0